U0351329

中华优秀传统文化经典诵读

黄帝内经诵读本

升级版

中华书局经典教育研究中心 编

陈子杰 于 红 注释

中华书局

图书在版编目(CIP)数据

　黄帝内经诵读本:升级版/中华书局经典教育研究中心编;陈子杰,于红注释. —2版. —北京:中华书局,2020.11(2023.10重印)
　(中华优秀传统文化经典诵读)
　ISBN 978-7-101-14745-2

　Ⅰ.黄…　Ⅱ.①中…②陈…③于…　Ⅲ.《内经》-青少年读物　Ⅳ.R221-49

　中国版本图书馆 CIP 数据核字(2020)第 169615 号

书　　　名　黄帝内经诵读本(升级版)
编　　　者　中华书局经典教育研究中心
注 释 者　陈子杰　于 红
丛 书 名　中华优秀传统文化经典诵读
责任编辑　杨　帆
责任印制　陈丽娜
出版发行　中华书局
　　　　　　(北京市丰台区太平桥西里 38 号　100073)
　　　　　　http://www.zhbc.com.cn
　　　　　　E-mail:zhbc@ zhbc.com.cn
印　　　刷　大厂回族自治县彩虹印刷有限公司
版　　　次　2013 年 4 月第 1 版　2020 年 11 月第 2 版
　　　　　　2023 年 10 月第 7 次印刷
规　　　格　开本/787×1092 毫米　1/16
　　　　　　印张 13　插页 2　字数 120 千字
印　　　数　30001-34000 册
国际书号　ISBN 978-7-101-14745-2
定　　　价　26.00 元

出版说明

读经典的书，做有根的人。雅言传承文明，经典浸润人生。诵读中华经典，是青少年学习中华传统文化的有效方式。青少年时期是人生记忆的黄金阶段，这个时期诵读一定量的中华经典，不仅有助于锻炼、提高记忆力，提升学生的语文素养，学习做人、做事的基本常识，更有助于提高学生的思维水平。

为了满足广大学生、家长和教师诵读中华经典的学习需求，顺应时代发展要求，我们组织相关专家、学者和一线教师，对原"中华诵·经典诵读行动"读本进行了修订升级，推出"中华优秀传统文化经典诵读"系列。"中华优秀传统文化经典诵读"系列在原"中华诵·经典诵读行动"读本的基础上精选品种、修订讹误、优化版式并分章节配备音频二维码，旨在让广大学生、家长和教师通过更便捷的方式，享受更优质的内容、体验更纯粹的诵读。本系列图书有下述基本特点：

一、内容系统全面，版本权威。

本系列图书选取蒙学经典、儒家经典、诸子百家、诗文经典等内容。有些经典内容过多，则选择那些流传较广、思想深刻且满足学生学习之需的篇章编成选本。

《黄帝内经诵读本（升级版）》主要以姚春鹏《黄帝内经（全二册）》（中华书局，2010年）为版本依据，并参照其他版本略有调整。

二、导读言简意赅，诵读专业科学。

每本图书的正文前都有"内容导读"和"诵读指导"。"内容导读"包括对经典的成书过程、作者和作品思想等方面的综述，"诵读指导"则请播音专业的专家从朗诵角度对每本书诵读时的语气、重点和感情变化等进行指导。

三、大字拼音，注释实用。

正文原文采用19磅楷体大字，符合学生阅读习惯，保护学生视力；为了保证注音和注释的规范、准确、实用，我们确定了以下六条基本原则：

1.依据版本，确定文字；依据文字字义，确定读音。

2.依据《现代汉语词典》(第7版)对文字读音进行标注,《现代汉语词典》中未收的，参照《辞源》(第3版)、《辞海》(第6版)等进行标注。

3.在语流中发生变调的，一律予以变调。

4.对于通假字、古今字、异体字等，在文字下方统一添加"▲"予以标注，并加以注释。同一页中重出的通假字、古今字、异体字等，只作标注，不再出注。

5.格律诗中字词的现代读音与诗歌本身的平仄、押韵不一致的，一律标注现代读音，不作临时改读。

6.对于难字、难词、难句的注释，力求精练、准确、易懂。

四、有声经典，轻松获取。

全套图书配有由专业播音员、配音演员诵读的全本诵读示范音频资料，并以二维码的形式分章节附录，方便随时使用。

关于本系列图书的使用，我们的建议和体会是：小切入，长坚持，先熟诵，后理解，家校共读出成效。

本系列图书，从经典著作版本的选择到文本注音、注释的审定，都力求做到精准，但错误之处在所难免，敬请专家和读者批评指正。

中华书局编辑部

2020年7月

目　录

黄帝内经诵读本

内容导读

《黄帝内经》的成书年考与医学理论

陈子杰　于　红

　　《黄帝内经》由《素问》《灵枢》两部分组成，每部分各81篇，共计162篇，洋洋洒洒近二十万字。《素问》基本上反映了中医学理论的系统结构，就其内容而言，多论"医道"，进行理论的阐发，重在阴阳五行、天人相应、脏腑及其病证；《灵枢》原名《九卷》《针经》，就其内容而言，多讲"医术"，进行技术的传授，重在形体官窍、精气神、经络腧穴及其病证、刺灸法。《黄帝内经》是先秦两汉众多著作中当之无愧的巨著，全面总结了秦汉以前的医学成就，不仅是我国现存最早的一部医学典籍，还是中华民族养生保健智慧的精华所在。同时，由于《黄帝内经》在建立传统中医药理论学术体系时，广泛地吸收了哲学、天文、历法、地理等中国古代传统的人文、自然等多学科的研究方法与成果，所以《黄帝内经》也堪称中国古代的百科全书，将其称为中华民族优秀传统文化中的瑰宝并不为过。

　　《黄帝内经》冠以"黄帝"之名，旧时有人认为是黄帝所作。黄帝，战国秦汉时期许多旧史学家，都把他说成是古代的一个帝王。实际上，黄帝最初所指并非一个人，而是指我国原始社会末期的一个氏族，居住在我国西北方。到了春秋时期，这个氏族又称为"华族"，这就是中华民族的始祖，也就是汉以后所谓"汉族"的祖先。正因为黄帝氏族是华族的始祖，她的文化对华族的发展有着重要影响。所以，历代都以自己是黄帝子孙为荣，而且为了追本溯源，也常把一些文物制度，都推源到黄帝，托名为黄帝所创造。当时的学者医家为了使自己的学说更容易为世人所接受，将其著作冠以"黄帝"之名以取重，也就成为一种风气。正如《淮南子》云："世俗之人，多尊古而贱今，故为道者，必托之神农、黄帝而后能入说。"这就清楚地说明了当时很多书以"黄帝"命名，仅是托名而已。《黄帝内经》亦不例外。现在一般认为《黄帝内经》决不是出自一人的手笔，也不是一个时代、一个方域的医学成就，而是在一个相当长的时期内，众多医家们经验的总结汇编，类似于今天的论文汇编。

关于《黄帝内经》的成书年代，历代不少史学家和医学家也都进行了考证，有着不同见解，其与春秋战国时期社会的变革、哲学思想的发展、自然科学技术的进步不可分割，与古代医家长期医疗实践经验的积累关系也极为密切。至于具体成书时间，则可在现存的史料中推测一二。首先，《史记》可作为《黄帝内经》成书上限的一个重要标志，《史记》之前的《左传》《国语》和《战国策》等先秦史书，记载医事甚少，且未将医学与黄帝联系起来，而《史记》记载了上自黄帝下迄汉武帝长达三千多年的历史，并专为战国的秦越人（扁鹊）、汉初的淳于意（仓公）两位医家作传，但未见有关《黄帝内经》之类的书名，由此可认为，《黄帝内经》汇编成书的时间当在《史记》之后，即《史记》作者司马迁入狱（公元前99年）之后。其次，《黄帝内经》成书的下限最有力的论据是史籍对《黄帝内经》的著录。《黄帝内经》之名，在史籍上首见于《汉书·艺文志》。《汉书·艺文志》是班固据《七略》"删其要，以备篇籍"而成，而《七略》则是西汉末刘向、刘歆父子奉诏校书时撰写的我国第一部图书分类目录，作者中分工校方技类书籍的是朝廷侍医李柱国。史载李柱国校勘医书的时间是在西汉成帝河平三年（公元前26年），此时应为《黄帝内经》成书的下限。

《黄帝内经》将汉代以前零散的医疗经验和片断的医学理论作了系统、全面的整理，并进一步发展，创立了比较完整的中医学理论体系，其贡献主要有以下几点：

一、构建了中医学独特的理论体系。《黄帝内经》是中医理论体系的奠基之作。《黄帝内经》问世之前，医学处于感性认识和经验积累的阶段，没有形成系统的理论。春秋战国时期，"诸子蜂起，百家争鸣"，哲学思想高度发达，《黄帝内经》吸收了当时先进的哲学思想，结合长期积累的医疗经验，确立了以脏腑经络气血为核心的独具特色的医学理论体系，为后世医学的发展奠定了基础。这是中医学术发展独树一帜，并历经两千多年而不衰的根本原因。

二、确立了中医学特有的思维方法。《黄帝内经》在中国古典哲学思想的影响下，以中国传统文化为根基，形成了完全不同于西医学的中医思维方法，主要有整体思维、意象思维。整体思维，是以普遍联系、相互制约的观点看待世界及一切事物的思维方式。意象思维，是指运用带有感性、形象、直观特点的概念、符号表达事物的抽象意义，通过体悟，综合把握事物的意蕴、内涵、相互联系和运动变化规律的思维方式。作为中医学理论之源，《黄帝内经》阐述的中医特有的思维方法在中医学发展中有着不可替代的指导作用，无论在学术研究方面，还是在医疗实践方面，对于医学科学都有重要价值。

三、汇集了中国古代生命科学的成果。《黄帝内经》的内容以医学为主而涉及多学科知识，包括哲学、天文学、地理学、历法学、生物学、物候学、气象学、农事学、数学、心理学、社会学等，这些内容与医学相互渗透，深刻地影响着医学的研究方法和学术内涵。《黄帝内经》知识体系汇集了中国古代科学文化的优秀成果，是对中国古代生命科学成果的全面总结，堪称中国古代的百科全书。

四、总结了经络学说和针灸疗法。《黄帝内经》系统总结了经络学说，并将针灸疗法广泛运用于各种疾病的治疗当中。《黄帝内经》问世以前，这些经验的累积和理论的片断颇为零星，尚未形成系统，及至《黄帝内经》才形成了包括正经、奇经、经别、别络、经筋、皮部等内外连属的经络系统，经络成为人体内传送信息而又与自然密切相联的网络，而且针灸疗法也成为《黄帝内经》中治疗疾病的主要手段。

五、开启了中医药文化素质培养的滥觞。《黄帝内经》这一中国医学发展史上影响最大的鸿篇巨制，内容广博独特，同时是中国传统文化的经典名著，近现代的国学研究者也将《黄帝内经》当作一部重要典籍学习参考。《黄帝内经》不但建立了中医药理论体系与思维方法，而且具有无可比拟的中医药文化价值，开启了中医药文化素质培养的滥觞。

《黄帝内经》作为中医理论的源头，其内容不仅是中医学发展的重要基石，而且涵盖多学科的内容，可以说是中国古代文化的缩影。朱熹曾有名言："问渠那得清如许，为有源头活水来。"因此持续而深刻地研究源头之作《黄帝内经》，是保持中医学旺盛生命力的根本。所以，《黄帝内经》一经问世不仅在中国受到历代医家的广泛推崇，即使在国外的影响也不容低估。如从历史上看，在很长一段时期内，日本、朝鲜等国都曾把《黄帝内经》列为医生必读课本。今天，《黄帝内经》还先后被译成英、法、德等国文字，在世界上流传。一些欧美国家的针灸组织也把《黄帝内经》列为针灸师的必读参考书。随着国际学术交流的日益广泛，《黄帝内经》必将进一步对世界医学的发展做出贡献。《黄帝内经》不仅是中国的经典，还将会成为世界的医学经典。

黄帝内经诵读本

随着当代生命科学的飞速发展，中医学的生存和发展面临着极大的挑战。中医学应适应时代的发展，为人类的健康做出更大的贡献，但保持特色和优势，是中医学发展的前提。作为中医学理论之源，《黄帝内经》确立的医学理论、阐述的思维方法则愈发显示出它在当代中医学发展中不可替代的指导作用，必须认真学习和研究。

为了让更多的人正确认识《黄帝内经》，了解中医渊源，同时也为了使中医药文化得到更广泛的推广，我们编写了此书。由于《黄帝内经》内容浩繁，文字古奥，医理精深，很多中医学专业的学生在理解上都有很大困难，对于很多没有医学背景的读者来说，有些篇章的理解更是难上加难。为此，本书在编写过程中对《黄帝内经》的经文进行了精心筛选，选出适宜初学者学习理解的经文三万字左右，《素问》《灵枢》约各占一半，内容偏重于医理、养生等，并进行了文字上的注释，一般不涉及医理的发挥与阐述，希望在方便读者了解《黄帝内经》主旨的同时，对读者的中医药文化素质的培养有一定的裨益。由于编写时间仓促，难免有不当之处，敬请广大读者指正。

（作者单位：北京中医药大学）

诵读指导

《黄帝内经》诵读中的养生之道和怡神之用

李洪岩

　　《黄帝内经》是中国古代著名的医学著作，也是展现中医思想精华的一部奇书。它不仅介绍了一些具体的病症和针灸等治疗方法，而且全方位地阐释了中医学理论，尤为值得一提的是，该书蕴含了中国哲学智慧，将天人合一、五行相生相克等思想与医学理论和诊疗方法相结合，体系完整，理念统一，对中华医学文化的传承发展产生了重要的影响。

　　诵读《黄帝内经》不应该仅仅是学医之人的任务，而应是所有喜爱中华文化之人的福利，不用说其中蕴含的中国哲学文化有着广泛的学习价值，即便单单专指中医养生之道也有着值得学习和了解的意义。

　　比如《上古天真论篇》所言：

　　　　处天地之和，从八风之理，适嗜欲于世俗之间，无恚嗔之心。行不欲离于世，举不欲观于俗。外不劳形于事，内无思想之患。以恬愉为务，以自得为功。形体不敝，精神不散，亦可以百数。

　　大意是说，如果能够合理地安排饮食起居，加强身心调节，则可有助于人们身心健康、延年益寿，特别是其中提到的"内无思想之患""精神不散"等理念对于当代人心理健康的引导更值得人们的重视。

　　因此，诵读《黄帝内经》应从内容理解、态度调整、技巧表达等方面入手，将诵读活动化为学习中医文化、修养身心、提高语言表达能力的综合活动。

　　首先需要认识到，《黄帝内经》的内容相较其他中国古代经典而言，理解起来难度更大，其原因一方面是著作本身内容广泛，它将天文、气候、病症、诊疗等多方面的知识加以综合，成为一个系统完备的全息知识体系；另一方面也与其涉及中国古代医学专门领域有关，如果没有一定的知识储备和对中医学的了解，则理解起来会很有难度。正因为如此，诵读活动应从理解内容着手，这也是诵读活动应予以强调的环节。

《生气通天论篇》探讨阴阳之道时有如下一段表述：

> 凡阴阳之要，阳密乃固。两者不和，若春无秋，若冬无夏。因而和之，是谓圣度。故阳强不能密，阴气乃绝；阴平阳秘，精神乃治；阴阳离决，精气乃绝。

这段文字中所探讨的阴阳之道是中国哲学智慧的精髓所在，但若要充分理解这段文字的表述并不容易。比如"凡阴阳之要，阳密乃固"就很难找到合适的语句进行细致的解释，只能大概地理解为阴阳之道的关键就是阳需要致密，阴才能固守，从而实现阴阳平衡。再如"阴平阳秘，精神乃治"又涉及文言文的互文现象，即阴平秘的同时阳也平秘，阴阳平衡协调，才有利于身心的健康。

文章内容难度偏大，就应以了解和理解作为诵读活动的首要任务，这是有效进行诵读的前提。而对于青少年来说，理解这些内容又谈何容易，不用说阴阳之道等哲学思想如何去了解，单是古代汉语本身的结构规律也很难轻易掌握，这就涉及诵读活动的另一个意义了，即熟读默诵后产生的无穷的滋养之用，习诵入口，久而入心，即便暂时未能完全理解，但熟读语句后，这些令人似懂非懂的内容会在人们潜意识里留存下来，在知识结构完善后还会不断地被消化理解，逐渐领悟。

其次，在医学著作中读出哲学味道，这是《黄帝内经》作为中国文化经典带来的特殊教益。著作中的前半部分《素问》字里行间都充满了浓浓的哲学意味。这部分内容深刻阐释了中国古代医学所秉承的理念宗旨和思维方式，诵读时须领会其深刻的哲学精神，诸如天人合一的宇宙观、五行生克的辩证观等。这种讲究和谐平衡、相互关联的的思想，在诵读中则表现为态度上应中正平和，基调上要稳重大方，注重整体的基调统一，不求语气节奏上的大开大阖。

如《上古天真论篇》岐伯讲述上古圣人的养生之道时有这样一段表述：

> 夫上古圣人之教也，下皆为之。虚邪贼风，避之有时，恬惔虚无，真气从

之，精神内守，病安从来？是以志闲而少欲，心安而不惧，形劳而不倦。气从以顺，各从其欲，皆得所愿。故美其食，任其服，乐其俗，高下不相慕，其民故自朴。是以嗜欲不能劳其目，淫邪不能惑其心。愚智贤不肖不惧于物，故合于道。所以能年皆度百岁而动作不衰者，以其德全不危故也。

这段文字开篇以"夫"字发语，讲述长寿之道；中间循文脉推进，谈"恬惔虚无""精神内守"，谈"美其食，任其服，乐其俗"等修养身心的方法；然后以"自朴""合于道"等小结；结尾处总结了长寿的原因在于"其德全不危故也"。本段层次清晰，文辞雅致，句式连贯，颇有开唐宋散文先河的风韵。诵读时气定神闲，稳重大方，以符合文意；气脉畅达，声音朗润，以符合文气；起承转合，轻重有度，以符合文势。而这种注重整体的基调、态度、节奏又从形式上暗合了文章深层次所蕴含的天人、五行等世界观和哲学观，内外统一，整体和谐。

第三，在中华文化土壤中生长出来的医学巨著，有其中华医学的瑰丽之光。著作的后半部分《灵枢》以华夏文明智慧为源形成了一些诊疗的思路方法，从细节方面反映中华医学精髓。诵读这些具体的医理医术，则须参照说明文或议论文诵读方式进行，做到重点突出，语意明晰。

比如堪称中华医学独创的经脉理论，在《经脉》中有如下表述：

黄帝曰：人始生，先成精，精成而脑髓生；骨为干，脉为营，筋为刚，肉为墙；皮肤坚而毛发长。谷入于胃，脉道以通，血气乃行。

诵读时应将人出生后的生长过程和肌体结构了解清楚，然后依次循着精、髓、骨、脉、筋、肉、皮肤、毛发的顺序层层推进，推进的方法是以点带面，积点成线，将这些词语作为诵读的重音，重音前后呼应勾连而形成一个整体，从而给人以清晰的勾勒和描述，语意则更为明晰。

再如《口问》中谈及人们为何会深深地叹息时有如下阐释：

忧思则心系急，心系急则气道约，约则不利，故太息以伸出之。

黄帝内经诵读本

将长叹的根源与忧思的心理相联系，心理现象与生理现象互相影响，心急、气塞、呼吸不畅，需要通过长叹的方式来疏解不适，这些都是非常精妙的理论。诵读时需要照此逻辑关系理清脉络，表达畅通的文意。

总之，《黄帝内经》作为中华传统医学著作，有着广泛而深远的影响，这种影响超越时代和国境，为海内外关注中华文化和中华医学的人士所重视。诵读该著作，会令人多方受益。试想，"春三月，此谓发陈。天地俱生，万物以荣。夜卧早起，广步于庭"（见《四气调神大论篇》)，边诵边行，不仅养生，而且怡神，颇有临风抒怀之感。

（作者单位：中国传媒大学播音主持艺术学院）

黄帝内经诵读本

黄帝内经诵读本

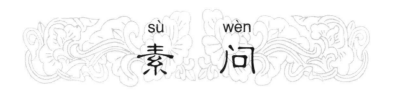

素问 sù wèn

上古天真论篇第一 shàng gǔ tiān zhēn lùn piān dì yī

扫一扫 听音频

昔在黄帝①，生而神灵②，弱而能言③，幼而徇齐④，长而敦敏⑤，成而登天⑥。乃问于天师曰⑦：余闻上古之人⑧，春秋皆度百岁⑨，而动作不衰⑩；今时之人，年半百而动作皆衰者。时世异耶⑪？

---

　　①黄帝：古帝王名，传说是中原各族的共同祖先，少典之子，本姓公孙，居轩辕之丘，故号轩辕氏。　②神灵：神异，引申为聪明伶俐。　③弱：年幼，年少。能：在某方面见长。言：言辞。　④幼：年纪小，未成年。徇齐：疾速，引申指敏慧。　⑤长：长大，成年。敦敏：忠诚朴实为敦，聪明颖达为敏。　⑥成：成年。登天：指登帝位。　⑦天师：古代对有道术者的尊称，这里是黄帝对岐伯的尊称。　⑧上古：指远古，一般认为是指三代（夏、商、周）以前没有文字记载的时期。　⑨春秋：年纪，寿命。　⑩动作：行为举动。衰：懈怠，疲困，松散。　⑪时世：时代。异：不相同。耶：语气助词，用于句末或句中，表示疑问。

人将失之耶①？

岐伯对曰②：上古之人，其知道者③，法于阴阳④，知于术数⑤，食饮有节，起居有常，不妄作劳⑥，故能形与神俱⑦，而尽终其天年⑧，度百岁乃去。今时之人不然也，以酒为浆⑨，以妄为常⑩，醉以入房，以欲竭其精⑪，以耗散其真⑫。不知持满⑬，不时御神⑭，务快其心，逆于生乐⑮，起居无节，故半百而衰也。

---

①将：或，抑。失：丢失，找不着，引申为违背之意。之：代指上古之人度百岁的方法，即养生之道。②岐伯：相传为与黄帝同时期的名医之一，所以中医学也称为岐黄之术。　③知：晓得，了解。道：方法，途径，引申为养生之法。　④法：仿效，效法。阴阳：指天地间阴阳变化的规律。　⑤术数：指导引、按跷、吐纳等专门的修身养性的方法和技术。　⑥妄：胡乱，随便。作劳：即操劳，劳作，包括劳力、劳心等方面。　⑦形：指形体。神：指精神。俱：偕，有共存、协调之意。　⑧天年：天赋年寿，即自然寿命。⑨浆：原指水或其他食物汤汁，引申为食物汤水。　⑩妄：胡乱，不合常规。⑪欲：各种想得到某种东西或想达到某种目的的不良要求。精：精神气力。　⑫耗：亏损，消耗。一说通"好"，指嗜好。真：先天之真气。　⑬不知持满：不知道保持精气的充满。持满，犹持盈满之器。　⑭不时御神：不善于把握和调养精神。时，善。御，统摄，治理。　⑮务快其心，逆于生乐：谓贪图一时的欢乐，违逆生命的长久康乐。

夫上古圣人之教也，下皆为之①。虚邪贼风②，避之有时，恬惔虚无③，真气从之④，精神内守⑤，病安从来？是以志闲而少欲⑥，心安而不惧，形劳而不倦⑦。气从以顺⑧，各从其欲，皆得所愿⑨。故美其食⑩，任其服⑪，乐其俗⑫，高下不相慕⑬，其民故自朴⑭。是以嗜欲不能劳其目⑮，淫邪不能惑其心。愚智贤不肖不惧于物⑯，故合于道⑰。所以能年皆度百岁而动作

①圣人：原指品德最高尚、智慧最高超的人，此处特指对养生之道有高度修养的人。下：臣下，百姓，泛指人们。　②虚邪贼风：泛指自然界四时一切反常的气候变化。虚邪，也称虚风。　③恬惔：安静之义。虚无：谓清静无欲，无所爱恶。　④真气从之：指体内的真气调和，没有损害。从，顺也，和顺，安顺，指各安其位、各守其职的局面或秩序。　⑤精神内守：言精神守持于内而不使外耗。　⑥志闲而少欲：即控制嗜欲，从而思想清静而少欲。闲，原指用于遮拦阻隔的栅栏，此处引申为限制、控制的意思。⑦形劳而不倦：身体虽然有所劳作但不会疲倦。　⑧气从以顺：真气调达而和顺。　⑨皆得所愿：每个愿望都能达到。　⑩美其食：不管食物是精致还是粗糙的，都觉得美味可口。　⑪任其服：不管衣服是华丽的还是简朴的，都觉得很合身。　⑫乐其俗：对于当地的风俗习惯，都很满意。　⑬高下：指社会地位尊卑贵贱。不相慕：不互相羡慕，而安于本位。　⑭朴：原指未经加工的木材，此引申为质朴敦厚。⑮嗜欲：嗜好与欲望。多指贪图身体感官方面享受的欲望。　⑯愚智：愚者与智者。贤：指有德行或有才能的人。不肖：不成材的人。不惧于物：意为不为外物所惊扰。　⑰合：符合。道：养生之法。

bù shuāi zhě　yǐ qí dé quán bù wēi gù yě
不衰者，以其德全不危故也①。

dì yuē　rén nián lǎo ér wú zǐ zhě　cái lì jìn yé
帝曰：人年老而无子者，材力尽邪②？

jiāng tiān shù rán yě
将天数然也③？

qí bó yuē　nǚ zǐ qī suì　shèn qì shí　chǐ gēng fà
岐伯曰：女子七岁④，肾气实，齿更发

zhǎng　èr qī ér tiān guǐ zhì　rèn mài tōng　tài chōng mài
长⑤。二七而天癸至⑥，任脉通⑦，太冲脉

shèng　yuè shì yǐ shí xià　gù yǒu zǐ　sān qī shèn
盛⑧，月事以时下⑨，故有子⑩。三七，肾

qì píng jūn　gù zhēn yá shēng ér zhǎng jí　sì qī jīn
气平均⑪，故真牙生而长极⑫。四七，筋

gǔ jiān　fà zhǎng jí　shēn tǐ shèng zhuàng　wǔ qī yáng míng
骨坚，发长极，身体盛壮。五七，阳明

mài shuāi　miàn shǐ jiāo　fà shǐ duò　liù qī sān yáng mài
脉衰⑬，面始焦，发始堕。六七，三阳脉

---

①德全不危：全面符合养生之道，就不会受到衰老的危害。德，通"得"，得到，意为修道养性有得于心。　②材力：筋力，古人认为肝主筋。　③天数：自然生命规律。　④七岁：是古人根据男女两性不同的发育过程总结出的约数。下文"二七""八岁""二八"等皆仿此。　⑤齿更：乳牙陆续脱落，被恒牙替代。　⑥天癸：为藏于肾中具有促进生殖功能的一种先天而生的物质。至：此指成熟。　⑦任脉：奇经八脉之一，起于胞中，具有调节月经，促进女子生殖功能的作用，故有"任主胞胎"之说。　⑧太冲脉：即冲脉，奇经八脉之一，也起于胞中，能调节十二经气血，故称为十二经脉之海，同时与生殖机能关系密切，冲、任脉盛，月经才能正常运行，故又称血海。　⑨月事：即女子月经。　⑩有子：可受孕产子。⑪平均：充足之意。　⑫真牙：即智齿。长极：发育完全。　⑬阳明脉：指足阳明胃经，十二正经之一，起于人体头面部，首穴承泣，在瞳孔直下，当眼球与眶下缘之间。

衰于上①，面皆焦，发始白。七七，任脉虚，太冲脉衰少，天癸竭，地道不通②，故形坏而无子也③。

丈夫八岁，肾气实，发长齿更。二八，肾气盛，天癸至，精气溢④，阴阳和⑤，故能有子。三八，肾气平均⑥，筋骨劲强，故真牙生而长极。四八，筋骨隆盛，肌肉满壮。五八，肾气衰，发堕齿槁。六八，阳气衰竭于上，面焦，发鬓颁白⑦。七八，肝气衰，筋不能动。八八，天癸竭，精少，肾脏衰，则齿发去，形体皆极⑧。肾

①三阳脉：指十二正经中的足太阳、足阳明、足少阳之脉，皆起于面部。②地道不通：指月经停止来潮。地道，此指月经通行之道。③形坏：形体衰老。无子：不能受孕。④精气溢：肾气充实，生殖之精即能外泻。⑤阴阳和：男女交媾，也可指男子阴阳气血调和。⑥平均：充盛均匀。⑦颁白：黑白相杂。颁，同"斑"。⑧极：疲乏衰老。

zhǔ shuǐ　　shòu wǔ zàng liù fǔ zhī jīng ér cáng zhī　gù zàng fǔ
主水①，受五脏六腑之精而藏之，故脏腑

shèng　nǎi néng xiè　　jīn wǔ zàng jiē shuāi　jīn gǔ xiè duò
盛，乃能泻②。今五脏皆衰，筋骨解堕③，

tiān guǐ jìn yǐ　gù fà bìn bái　shēn tǐ zhòng　xíng bù bú
天癸尽矣，故发鬓白，身体重④，行步不

zhèng　ér wú zǐ ěr
正，而无子耳。

dì yuē　yǒu qí nián yǐ lǎo ér yǒu zǐ zhě　hé yě
帝曰：有其年已老而有子者，何也？

qí bó yuē　cǐ qí tiān shòu guò dù　qì mài cháng
岐伯曰：此其天寿过度⑤，气脉常

tōng　ér shèn qì yǒu yú yě　cǐ suī yǒu zǐ nán bú guò
通⑥，而肾气有余也。此虽有子，男不过

jìn bā bā　nǚ bú guò jìn qī qī　ér tiān dì zhī jīng qì jiē
尽八八，女不过尽七七，而天地之精气皆

jié yǐ
竭矣⑦。

dì yuē　fú dào zhě　nián jiē bǎi shù　néng yǒu zǐ hū
帝曰：夫道者，年皆百数⑧，能有子乎？

qí bó yuē　fú dào zhě　néng què lǎo ér quán xíng
岐伯曰：夫道者，能却老而全形⑨，

---

①肾者主水：指肾藏精的功能。　②脏腑盛，乃能泻：指五脏精气充盛，可泻藏于肾。　③解：古同"懈"，松弛，懈怠。堕：假借为"惰"，懒散，懈怠。　④重：指行动迟缓，四肢无力，如扛重物的样子。　⑤天寿过度：指自然禀赋异于常人者。　⑥气脉常通：气血经脉尚通畅。　⑦天地之精气：此指男女之天癸。　⑧道者：修身养性之人。　⑨却老而全形：延缓衰老而保持身心健康。

shēn nián suī shòu　néng shēng zǐ yě

身年虽寿，能生子也。

huáng dì yuē　yú wén shàng gǔ yǒu zhēn rén zhě①　tí

黄帝曰：余闻上古有真人者①，提

qiè tiān dì　bǎ wò yīn yáng②　hū xī jīng qì③　dú lì shǒu

挈天地，把握阴阳②。呼吸精气③，独立守

shén④　jī ròu ruò yī⑤　gù néng shòu bì tiān dì　wú yǒu

神④，肌肉若一⑤。故能寿敝天地，无有

zhōng shí⑥　cǐ qí dào shēng⑦

终时⑥。此其道生⑦。

zhōng gǔ zhī shí⑧　yǒu zhì rén zhě　chún dé quán dào⑨

中古之时⑧，有至人者，淳德全道⑨，

hé yú yīn yáng　tiáo yú sì shí　qù shì lí sú⑩　jī jīng

和于阴阳，调于四时，去世离俗⑩。积精

quán shén　yóu xíng tiān dì zhī jiān　shì tīng bā dá zhī wài⑪

全神，游行天地之间，视听八达之外⑪。

cǐ gài yì qí shòu mìng ér qiáng zhě yě　yì guī yú zhēn rén

此盖益其寿命而强者也，亦归于真人。

qí cì yǒu shèng rén zhě　chǔ tiān dì zhī hé　cóng bā

其次有圣人者，处天地之和，从八

①真人：谓修真得道，精神返于至真之人。下文"至人""圣人""贤人"依次分类，以示其养生水平高低不同。　②提挈天地，把握阴阳："提挈天地"与"把握阴阳"为互文，同义，即掌握自然界阴阳运动变化的规律。　③呼吸精气：指气功中的"吐纳"之法，即调节呼吸之类的技术。　④独立：自我主宰、控制。守神：即精神内守而不外驰。　⑤肌肉若一：肌肤始终保持青春不衰。一说为气功中调身技术，即全身筋骨肌肉协调统一。　⑥寿敝天地，无有终时：指长生不老与天地共存。敝，尽。　⑦道生：因行为符合养生之道而长生。　⑧中古：次于上古的时代。由于古人所处时代不同，所指时期有所差别。⑨淳德全道：具有淳朴敦厚品德，全面把握养生之道。　⑩去世离俗：谓避避开世俗习气的干扰。　⑪八达：即八远，远及八方。

黄帝内经诵读本

7

风之理①，适嗜欲于世俗之间②，无恚嗔之心③。行不欲离于世，举不欲观于俗④。外不劳形于事，内无思想之患⑤。以恬愉为务⑥，以自得为功⑦。形体不敝⑧，精神不散，亦可以百数⑨。

其次有贤人者，法则天地，象似日月⑩，辩列星辰⑪，逆从阴阳⑫。分别四时，将从上古，合同于道⑬，亦可使益寿而有极时⑭。

---

①八风：即四正四隅八方之风，各依节气相应而至。　②世俗：尘世，世间。　③恚：愤怒，怨恨。嗔：愤怒。　④举不欲观于俗：指行为举止不在世俗中炫耀。观，示，炫耀。　⑤思想：思忖，考虑。　⑥恬愉：安静，坦然，愉快。　⑦自得：自己感到得意或舒适。　⑧敝：破烂，引申为衰老。　⑨百数：此指寿命可达百岁以上。　⑩象似日月：仿效日月昼夜盈亏隐现规律以养生。　⑪辩列星辰：据天象变化而行养生之法。辩，通"辨"。列，位次。　⑫逆从阴阳："逆从"系偏义复词，其意在"从"，逆从阴阳，即顺从（或顺应）阴阳的变化。　⑬将从上古，合同于道：谓追随上古之人，使自己的行为符合养生之道。将从，追随之意。　⑭极时：此指生命终点。

扫一扫 听音频

四气调神大论篇第二（节选）

sì qì tiáo shén dà lùn piān dì èr

chūn sān yuè　　cǐ wèi fā chén　　tiān dì jù shēng
春三月①，此谓发陈②。天地俱生，

wàn wù yǐ róng　　yè wò zǎo qǐ　　guǎng bù yú tíng　　pī
万物以荣。夜卧早起③，广步于庭。被

fà huǎn xíng　　yǐ shǐ zhì shēng　　shēng ér wù shā　　yǔ ér
发缓形④，以使志生⑤。生而勿杀，予而

wù duó　　shǎng ér wù fá　　cǐ chūn qì zhī yìng　　yǎng shēng zhī
勿夺，赏而勿罚。此春气之应，养生之

dào yě　　nì zhī zé shāng gān　　xià wéi hán biàn　　fèng zhǎng
道也。逆之则伤肝，夏为寒变⑥，奉长

zhě shǎo
者少⑦。

xià sān yuè　　cǐ wèi fán xiù　　tiān dì qì jiāo　　wàn
夏三月，此谓蕃秀⑧。天地气交，万

wù huā shí　　yè wò zǎo qǐ　　wú yàn yú rì　　shǐ zhì wú
物华实⑨。夜卧早起，无厌于日。使志无

---

①春三月：按节气，应指从立春起到立夏为止的三个月时间，下文"夏三月""秋三月""冬三月"之义亦是如此。　②发陈：即推陈出新。　③夜卧早起：指略晚睡觉，清晨早起。　④被：通"披"，披开束发。缓形：宽松衣带，使形体舒展无拘束。　⑤志生：指使精神情绪有所活跃。　⑥寒变：是指寒性的病变。根据五行相生的规律来讲，即木伤则火难生。　⑦奉长者少：供给夏季的茂盛生长之气减少。下文"奉收""奉藏""奉生"之义亦是如此。　⑧蕃秀：形容夏季万物生长茂盛的自然景象。　⑨华实：意为开花结果。华，同"花"。

怒，使华英成秀^①。使气得泄^②，若所爱在外^③。此夏气之应，养长之道也^④。逆之则伤心，秋为痎疟^⑤。奉收者少。

秋三月，此谓容平^⑥。天气以急，地气以明^⑦。早卧早起，与鸡俱兴。使志安宁，以缓秋刑^⑧。收敛神气，使秋气平。无外其志^⑨，使肺气清。此秋气之应，养收之道也。逆之则伤肺，冬为飧泄^⑩。奉藏者少。

冬三月，此谓闭藏^⑪。水冰地坼^⑫，无

①**华英成秀**：指精神饱满。秀，茂盛，秀美，引申为旺盛、充沛。　②**使气得泄**：是指阳气应宣发于外，如汗出于外。　③**若所爱在外**：指心情应舒畅外向。　④**养长**：指养护旺盛生长之气。　⑤**痎疟**：疟疾的通称，症状以周期性的往来寒热为特点。　⑥**容平**：指秋季气象平定，万物成熟，形态平定，不再生长的自然景象。容，万物之容貌。平，平定。　⑦**天气以急，地气以明**：此指天空之风气劲急，地面的景象清肃。　⑧**秋刑**：秋天的气候能使草木凋谢，能使人体内的阳气收敛，所以称之为"秋刑"。　⑨**外**：显露之意。　⑩**飧泄**：泻下不消化之食物，也称完谷不化。　⑪**闭藏**：形容冬季阳气闭藏，生机潜伏的自然景象。　⑫**坼**：裂开，分裂。

rǎo hū yáng
扰乎阳①。

zǎo wò wǎn qǐ bì dài rì guāng shǐ zhì
早卧晚起，必待日光。使志

ruò fú ruò nì ruò yǒu sī yì ruò yǐ yǒu dé qù hán
若伏若匿，若有私意②。若已有得，去寒

jiù wēn wú xiè pí fū shǐ qì qì duó cǐ dōng qì
就温③。无泄皮肤，使气亟夺④。此冬气

zhī yìng yǎng cáng zhī dào yě nì zhī zé shāng shèn chūn wéi
之应，养藏之道也。逆之则伤肾，春为

wěi jué fèng shēng zhě shǎo
痿厥⑤。奉生者少。

fú sì shí yīn yáng zhě wàn wù zhī gēn běn yě suǒ
夫四时阴阳者，万物之根本也。所

yǐ shèng rén chūn xià yǎng yáng qiū dōng yǎng yīn yǐ cóng qí
以圣人春夏养阳，秋冬养阴⑥，以从其

gēn nì qí gēn zé fá qí běn huài qí zhēn yǐ
根。逆其根⑦，则伐其本⑧，坏其真矣⑨。

gù yīn yáng sì shí zhě wàn wù zhī zhōng shǐ yě sǐ shēng
故阴阳四时者，万物之终始也，死生

zhī běn yě nì zhī zé zāi hài shēng cóng zhī zé kē jí bù
之本也。逆之则灾害生，从之则苛疾不

---

①无扰乎阳：冬季阳气宜固潜于内，不使其受扰动。　②"使志若伏若匿"句：精神内守而不外露，好像有隐私而不外泄，得到所爱之物而窃喜。　③去：远离。就：靠近。　④无泄皮肤，使气亟夺：无令频繁汗出，使阳气耗散。亟，多次，频数。夺，耗夺，剥夺。　⑤痿厥：指四肢软弱无力而逆冷。　⑥春夏养阳，秋冬养阴：春夏顺从生长之气蓄养阳气，秋冬顺从收藏之气蓄养阴气，即春养生，夏养长，秋养收，冬养藏。　⑦逆其根：言逆四时阴阳变化之根本。　⑧伐其本：伤伐生命的本元。　⑨坏其真：败坏人体的真气。

起^①。是谓得道^②。道者，圣人行之，愚

者背之^③。从阴阳则生，逆之则死，从之

则治^④，逆之则乱。反顺为逆，是谓内格^⑤。

是故圣人不治已病治未病^⑥，不治已乱

治未乱，此之谓也。夫病已成而后药

之^⑦，乱已成而后治之，譬犹渴而穿井^⑧，

斗而铸兵^⑨，不亦晚乎！

扫一扫 听音频

生气通天论篇第三（节选）

黄帝曰：夫自古通天者^⑩，生之本，

①**苛疾**：严重疾病。苛，同"疴"，病也。 ②**得道**：指掌握了养生之道。 ③**背**：违背。 ④**治**：安定。
⑤**内格**：人体脏腑气血活动与自然阴阳变化不相适应。 ⑥**治未病**：即中医学的未病先防、既病防变思想。 ⑦**药**：治疗，作动词用。 ⑧**穿井**：掘井，凿井。 ⑨**兵**：兵器，武器。 ⑩**通天者**：此指人的生命活动，因人与天地自然相通故名。天，本处是天地的统称。

本于阴阳①。天地之间，六合之内②，其气
九州③、九窍④、五脏、十二节⑤，皆通乎天
气。其生五⑥，其气三⑦。数犯此者，则
邪气伤人。此寿命之本也。

苍天之气，清净则志意治⑧，顺之则
阳气固，虽有贼邪⑨，弗能害也。故圣人
传精神⑩，服天气而通神明⑪。失之则内
闭九窍，外壅肌肉⑫，卫气散解⑬，此谓自
伤，气之削也⑭。

---

①生之本，本于阴阳：人之阳气原于天，人之阴精本于地，且天人阴阳之理相通，是人生本于阴阳
之义。　②天地之间，六合之内：泛指宇宙。六合，指上下四方。　③九州：古代分我国为九州，
如《尚书·禹贡》作冀、兖（yǎn）、青、徐、扬、荆、豫、梁、雍。　④九窍：指两耳、两目、口、鼻、舌等
上七窍与前后二阴下两窍。　⑤十二节：指手足十二大关节，即左右肩、肘、腕和左右髋、膝、踝关
节。　⑥其生五：指木火土金水五行。　⑦其气三：指阴阳之气可分为三阴（太阴、少阴、厥阴）和
三阳（太阳、阳明、少阳）。　⑧净：通"静"。志意：人的精神活动。治：治理，即正常。　⑨贼邪：
指悄悄侵入的致病邪气。　⑩传精神：聚集精神，精神专一。传，通"抟"，聚也。　⑪服天气：顺
应自然界阴阳之气的变化。服，从，顺。通神明：指人体阴阳之气与自然界阴阳之气变化相统一。
通，此处统指统一。神明，此指阴阳变化。　⑫壅：堵塞。　⑬卫气散解：卫气离散而不固。卫气，
运行脉外之气，为人体之气的一种。解，义同"懈"。　⑭气之削：阳气被削弱。

yáng qì zhě　　ruò tiān yǔ rì ①　　shī qí suǒ zé zhé shòu
阳气者，若天与日①，失其所则折寿

ér bù zhāng　　　gù tiān yùn dāng yǐ　rì guāng míng ③　shì gù yáng
而不彰②。故天运当以日光明③，是故阳

yīn ér shàng ④　　wèi wài zhě yě ⑤
因而上④，卫外者也⑤。

yáng qì zhě　　fán láo zé zhāng ⑥　　jīng jué ⑦　　bì jī
阳气者，烦劳则张⑥，精绝⑦，辟积

yú xià ⑧　　shǐ rén jiān jué ⑨　　mù máng bù kě yǐ shì　　ěr
于夏⑧，使人煎厥⑨。目盲不可以视，耳

bì bù kě yǐ tīng　　kuì kuì hū ruò huài zhǔ ⑩　　gǔ gǔ hū bù
闭不可以听，溃溃乎若坏都⑩，汩汩乎不

kě zhǐ ⑪
可止⑪。

yáng qì zhě　　dà nù zé xíng qì jué ⑫　　ér xuè yù yú
阳气者，大怒则形气绝⑫，而血菀于

shàng ⑬　　shǐ rén bó jué ⑭　　yǒu shāng yú jīn zòng qí ruò
上⑬，使人薄厥⑭。有伤于筋，纵，其若

---

①阳气者,若天与日：阳气之于人，如同大自然之中太阳的作用一样。　②失其所：即阳气失去了它的场所，意为阳气运行失常。折寿而不彰：寿命短折而不能彰著于人世。　③天运：自然万物的运动。④阳因而上：人身阳气向上向外升腾布散。因，顺也，因其性而然。　⑤卫外者也：指阳气有护卫肌表，抵抗外邪的作用。　⑥烦劳：即过度操劳。烦，通"繁"，频繁。张：外张，此处意指亢盛。　⑦精绝：指阳气亢盛，煎熬阴精使之耗竭。　⑧辟积：重复积累。辟，通"襞"，即衣裙皱褶，引申为重复。　⑨煎厥：指阳气亢盛，煎熬阴精，虚火上炎，阴精竭绝而致气逆昏厥的一种病证。　⑩溃溃乎若坏都：形容煎厥证来势凶猛，如同洪水泛滥，堤坝溃坏。溃溃，形容洪水泛滥的样子。都，通"潴"，即蓄水之处，此处引申为堤坝。　⑪汩汩乎不可止：形容煎厥证发展迅速，如同水流急速，不可遏止。汩汩，水急流之声。⑫形气绝：指脏腑经络之气阻绝不通。　⑬血菀于上：血液郁积于心胸及头部。菀，同"郁"。上，意指心胸及头。　⑭薄厥：古病名。指因大怒而迫使气血上逆所致的昏厥证。

bú yòng
不容①。

hàn chū piān jǔ
汗出偏沮，

shǐ rén piān kū
使人偏枯②。

hàn chū jiàn
汗出见

shī
湿，

nǎi shēng cuó fèi
乃生痤痱③。

gāo liáng zhī biàn
高粱之变，

zú shēng dà jū
足生大疽④，

shòu rú chí xū
受如持虚⑤。

láo hàn dāng fēng
劳汗当风，

hán bó wéi zhā
寒薄为皶⑥，

yù
郁

nǎi cuó
乃痤。

yáng qì zhě
阳气者，

jīng zé yǎng shén
精则养神，

róu zé yǎng jīn
柔则养筋⑦。

kāi
开

hé bù dé
阖不得⑧，

hán qì cóng zhī
寒气从之，

nǎi shēng dà lóu
乃生大偻⑨。

yíng qì
营气

bù cóng
不从⑩，

nì yú ròu lǐ
逆于肉理，

nǎi shēng yōng zhǒng
乃生痈肿⑪。

xiàn mài wéi
陷脉为

lòu
瘘⑫，

liú lián ròu còu
留连肉腠。

shù qì huà bó
俞气化薄⑬，

chuán wéi shàn wèi
传为善畏⑭，

jí wéi jīng hài
及为惊骇。

bái hàn wèi jìn
魄汗未尽⑮，

xíng ruò ér qì shuò
形弱而气烁⑯，

xué
穴

---

①纵，其若不容：谓筋脉弛纵，肢体不能随意运动。容，通"庸"，用，使用。　②汗出偏沮，使人偏枯：言人偏侧半身无汗，是半身不遂的先兆。沮，作"止"解。　③痤痱：痤，小疖。痱，汗疹。　④高粱之变，足生大疽：谓嗜食膏粱厚味，易发疔疮。高，通"膏"，脂肪类食物。粱，通"粱"，指细粮。足，当为"是"字之误，意为"则"。　⑤受如持虚：形容患病之易，如持空虚之器以受物。　⑥薄：迫近，接近。皶：粉刺。　⑦精则养神，柔则养筋：当作"养神则精，养筋则柔"理解。即阳气养神则人精明聪慧；养筋则筋脉柔和，屈伸自如。　⑧开阖不得：言腠理开阖失常。　⑨大偻：指曲背弯腰、不能直立的病证。偻，曲背。　⑩营气：人体之气之一，行于脉内，富有营养，故名营气。　⑪痈肿：局部肌肤红、肿、热、痛，类似于今之皮肤肌肉化脓性感染一类的病变。　⑫陷脉为瘘：谓邪气深陷经脉而为瘘管。　⑬俞气化薄：谓邪气由经俞内传而迫及五脏。　⑭善畏：惊恐状。　⑮魄汗：即白汗，指不因暑热蒸迫而自汗。魄，通"白"。　⑯形弱而气烁：言形体瘦弱而阳气被热邪所耗伤。烁，消。

15

shù yǐ bì fā wéi fēng nüè
俞以闭，发为风疟①。

gù fēng zhě bǎi bìng zhī shǐ yě qīng jìng zé ròu còu bì
故风者，百病之始也，清静则肉腠闭，

yáng qì jù suī yǒu dà fēng kē dú fú zhī néng hài cǐ yīn
阳气拒，虽有大风苛毒②，弗之能害。此因

shí zhī xù yě gù bìng jiǔ zé chuán huà shàng xià bú bìng
时之序也。故病久则传化，上下不并③，

liáng yī fú wéi gù yáng xù jī bìng sǐ ér yáng qì dǎng gé
良医弗为。故阳畜积病死④，而阳气当隔⑤，

gé zhě dāng xiè bù jí zhèng zhì cū nǎi bài wáng
隔者当泻⑥，不亟正治⑦，粗乃败亡⑧。

gù yáng qì zhě yí rì ér zhǔ wài píng dàn yáng qì
故阳气者，一日而主外⑨，平旦阳气

shēng rì zhōng ér yáng qì lóng rì xī ér yáng qì yǐ xū
生⑩，日中而阳气隆，日西而阳气已虚，

qì mén nǎi bì shì gù mù ér shōu jù wú rǎo jīn gǔ
气门乃闭⑪。是故暮而收拒⑫，无扰筋骨，

wú jiàn wù lù fǎn cǐ sān shí xíng nǎi kùn bó
无见雾露。反此三时⑬，形乃困薄⑭。

---

①风疟：因感风而得的疟疾。　②大风苛毒：指外来致病力很强的邪气。　③上下不并：指人体气机上下不相交通，互相阻隔。　④阳畜积病死：言阳气蓄积不行，闭阻致死。畜，同"蓄"。　⑤当：通"挡"。　⑥隔者当泻：阳气阻塞不通的危症当急泻阳气以恢复其畅通。　⑦亟：急切。　⑧粗：粗工，即医术水平较差的医生。　⑨一日：此指白天。　⑩平旦：日出之时。人气：此指阳气。　⑪气门：此指汗孔。　⑫收拒：谓阳气敛藏于内。　⑬三时：指平旦、日中、日西三个时段阴阳消长规律。　⑭困薄：困顿而衰薄。

岐伯曰：阴者，藏精而起亟也①；阳者，卫外而为固也②。阴不胜其阳，则脉流薄疾③，并乃狂④。阳不胜其阴，则五脏气争⑤，九窍不通。是以圣人陈阴阳⑥，筋脉和同⑦，骨髓坚固，气血皆从。如是则内外调和，邪不能害，耳目聪明⑧，气立如故⑨。

凡阴阳之要，阳密乃固⑩。两者不和，若春无秋，若冬无夏。因而和之，是谓圣度⑪。故阳强不能密⑫，阴气乃绝；

---

①阴者，藏精而起亟：阴主藏精，阴精需不断地起而响应阳气之需求，滋助阳气。阴为阳之基也。亟，频数。　②阳者，卫外而为固：阳主卫外，使阴精能固守于内而不妄耗。　③脉流薄疾：指经脉中的气血流动急迫快速。薄，急迫，迅速。　④并乃狂：意为阳热邪气侵犯人体属于阳的部位，则阳热胜极，扰乱神明而发狂。并，交并，合并，引申为聚合。　⑤五脏气争：五脏功能失调。　⑥陈阴阳：谓调和阴阳。陈，陈列，引申为调和。　⑦筋脉和同：筋脉功能协调。和同，和谐，协调。　⑧耳目聪明：指听力和视力良好。聪，听觉灵敏。明，眼力敏锐。　⑨气立如故：脏腑经络之气运行正常。　⑩阳密乃固：阳气致密于外，阴精才能固守于内。　⑪圣度：即最高的养生及治疗法度。　⑫阳强：指阳气过亢，不能发挥其正常的卫外、固护阴精的作用。

yīn píng yáng mì   jīng shén nǎi zhì
阴平阳秘，精神乃治①；

yīn yáng lí jué   jīng qì
阴阳离决，精气

nǎi jué
乃绝。

yīn zhī suǒ shēng   běn zài wǔ wèi
阴之所生，本在五味②，

yīn zhī wǔ gōng
阴之五宫③，

shāng zài wǔ wèi   shì gù wèi guò yú suān   gān qì yǐ jīn   pí
伤在五味。是故味过于酸，肝气以津，脾

qì nǎi jué   wèi guò yú xián   dà gǔ qì láo   duǎn jī
气乃绝④；味过于咸，大骨气劳⑤，短肌⑥，

xīn qì yì   wèi guò yú gān   xīn qì chuǎn mèn   shèn qì bù
心气抑；味过于甘⑦，心气喘满⑧，肾气不

héng   wèi guò yú kǔ   pí qì bù rú   wèi qì nǎi hòu
衡⑨；味过于苦⑩，脾气不濡，胃气乃厚⑪；

wèi guò yú xīn   jīn mài jǔ chí   jīng shén nǎi yāng   shì
味过于辛，筋脉沮弛⑫，精神乃央⑬。是

gù jǐn hé wǔ wèi   gǔ zhèng jīn róu   qì xuè yǐ liú   còu
故谨和五味⑭，骨正筋柔，气血以流，腠

---

①阴平阳秘，精神乃治：阴平与阳秘是互文，即阴阳平秘。平秘，平和协调之意。　②阴之所生，本在五味：人之阴精，本原于饮食五味所化生。　③五宫：即五脏，因其主藏阴精故名。　④肝气以津，脾气乃绝：过食酸味，导致肝气过亢，克伐脾土，进而使脾气衰竭。以，犹"乃"。津，溢也，有过盛之意。绝，衰竭。　⑤大骨：指腰、髋、膝、肩等部位的骨骼。　⑥短肌：肌肉短缩。　⑦甘：据前后文例，当作"苦"。　⑧喘满：喘，此指心跳急促。满，通"懑"，烦闷。　⑨肾气不衡：肾气失其平衡，出现肾虚精衰。　⑩苦：据前后文例，当作"甘"。　⑪脾气不濡，胃气乃厚：甘入脾，味过于甘则伤脾，脾伤失运则湿邪内聚，湿滞则胃气失降而胀满，水谷不化而食停。不，助词，无义。濡，湿也。厚，实也，此指胀满、厌食之类的胃实证。　⑫沮弛：筋脉弛缓败坏。沮，衰败，败坏。　⑬央：通"殃"。　⑭谨和五味：谨慎地调和饮食五味。

理以密，如是则骨气以精①。谨道如法，长有天命②。

金匮真言论篇第四（节选）

扫一扫 听音频

故春善病鼽衄③，仲夏善病胸胁④，长夏善病洞泄寒中⑤，秋善病风疟⑥，冬善病痹厥⑦。

夫精者⑧，身之本也。故藏于精者，春不病温⑨。夏暑汗不出者，秋成风疟。

故曰：阴中有阴，阳中有阳⑩。平

---

①骨气：指上文提到的骨、筋、气、血、腠理。精：强壮。　②长有天命：享尽自然之寿命，臻于长寿。
③鼽衄：即鼻出血。鼽，鼻流清涕、鼻不通。　④仲夏：指农历五月，此泛指夏季。　⑤长夏：农历六月，
此时气候最为潮湿，由脾所主。洞泄：急泻如注。寒中：即里寒证。　⑥风疟：疟之一种，因风致疟，
故名。　⑦痹厥：痹病，即肢体疼痛麻木之病。　⑧精：饮食所化之精华。　⑨温：以发热为主的一类
外感病证。　⑩阴中有阴，阳中有阳：即阴中还有阴阳，阳中也有阴阳。此指出阴阳之中可进一步分阴
阳，具有无限可分性。

旦至日中①，天之阳，阳中之阳也；日中至黄昏，天之阳，阳中之阴也；合夜至鸡鸣②，天之阴，阴中之阴也；鸡鸣至平旦，天之阴，阴中之阳也。故人亦应之。夫言人之阴阳，则外为阳，内为阴。言人身之阴阳，则背为阳，腹为阴。言人身之脏腑中阴阳，则脏者为阴，腑者为阳。肝、心、脾、肺、肾五脏皆为阴，胆、胃、大肠、小肠、膀胱、三焦六腑皆为阳。

---

①平旦：即太阳初升之时，此指早晨。　②鸡鸣：按上下文义，此当指半夜子时。

阴阳应象大论篇第五（节选）

扫一扫 听音频

黄帝曰：阴阳者，天地之道也①，万物之纲纪②，变化之父母③，生杀之本始④，神明之府也⑤，治病必求于本⑥。

故积阳为天，积阴为地。阴静阳躁⑦，阳生阴长，阳杀阴藏⑧。阳化气，阴成形⑨，寒极生热，热极生寒⑩。寒气生浊，热气生清⑪。

故清阳为天，浊阴为地。地气上为云，

---

①**天地**：泛指自然界。**道**：法则，规律。 ②**纲纪**：即纲领。 ③**父母**：本原、根本之意。 ④**生**：新生。**杀**：消亡。**本始**：根本、元始之意，义同上文"父母"。 ⑤**神明之府**：谓万物神妙莫测的变化源于阴阳。神，万物变化莫测。明，物象昭著。府，居舍、藏物之所。 ⑥**本**：此指阴阳。 ⑦**阴静阳躁**：阳性动，阴性静，此以动静为阴阳之性。 ⑧**阳生阴长，阳杀阴藏**：此为互文。指阴阳相互为用共同主万物的生长，又主万物的杀藏。 ⑨**阳化气，阴成形**：此言阴阳的功能。阳动而散，可将有形之物化为无形之气；阴静而凝，可将无形之气凝结为有形之物。 ⑩**寒极生热，热极生寒**：此以寒热互变为例，明阴阳的转化。极，极致，极点。 ⑪**寒气生浊，热气生清**：寒属阴，阴主凝而不散，故生浊；热属阳，阳主动而不凝，故生清。

tiān qì xià wéi yǔ　　yǔ chū dì qì　yún chū tiān qì　gù qīng
天气下为雨。雨出地气，云出天气。故清

yáng chū shàng qiào　zhuó yīn chū xià qiào①　qīng yáng fā còu lǐ
阳出上窍，浊阴出下窍①。清阳发腠理，

zhuó yīn zǒu wǔ zàng②　qīng yáng shí sì zhī　zhuó yīn guī liù fǔ③
浊阴走五脏②。清阳实四支，浊阴归六腑③。

fēng shèng zé dòng④　rè shèng zé zhǒng⑤　zào shèng zé
风胜则动④，热胜则肿⑤，燥胜则

gān⑥　hán shèng zé fú⑦　shī shèng zé rú xiè⑧
干⑥，寒胜则浮⑦，湿胜则濡泻⑧。

tiān yǒu sì shí wǔ xíng　yǐ shēng zhǎng shōu cáng　yǐ
天有四时五行，以生长收藏，以

shēng hán shǔ zào shī fēng　rén yǒu wǔ zàng huà wǔ qì　yǐ
生寒暑燥湿风。人有五脏化五气，以

shēng xǐ nù bēi yōu kǒng　gù xǐ nù shāng qì⑨　hán shǔ
生喜怒悲忧恐。故喜怒伤气⑨，寒暑

shāng xíng⑩　bào nù shāng yīn　bào xǐ shāng yáng　jué qì
伤形⑩；暴怒伤阴，暴喜伤阳。厥气

shàng xíng⑪　mǎn mài qù xíng⑫　xǐ nù bù jié　hán shǔ guò
上行⑪，满脉去形⑫。喜怒不节，寒暑过

---

①清阳出上窍,浊阴出下窍:此清阳即饮食所化之精微,其轻清上升化为呼吸之气,并布散于头面七窍,以成发声、视觉、嗅觉、味觉、听觉等功能;其糟粕重浊沉降,由前后二阴排出。　②清阳发腠理,浊阴走五脏:饮食所化之精微,其轻清部分外行于腠理肌表,其浓稠部分内注于五脏。　③清阳实四支,浊阴归六腑:谓饮食物化生的精气,充养于四肢;其代谢后的糟粕,由六腑排出。支,"肢"的古字。④风胜则动:风邪导致肢体动摇震颤或头目晕眩。　⑤肿:痈脓之肿。　⑥干:指出现内外津液干涸的病证。　⑦浮:浮肿。　⑧濡泻:又称湿泻,为湿邪伤脾不能运化水谷所致的泄泻便溏。　⑨喜怒:概指七情。气:指五脏气机。⑩寒暑:概指风寒暑湿燥火六淫邪气。形:指形体肌表。⑪厥气:指厥逆之气,气由下向上逆行。　⑫满脉:脉气壅满。去形:神离形而出现昏厥。

dù　shēng nǎi bú gù
度，生乃不固①。

dì yuē　yú wén shàng gǔ shèng rén　lùn lǐ rén xíng liè
帝曰：余闻上古圣人，论理人形，列

bié zàng fǔ　duān luò jīng mài　huì tōng liù hé　gè cóng qí
别脏腑；端络经脉，会通六合②，各从其

jīng　qì xué suǒ fā　gè yǒu chù míng　xī gǔ zhǔ gǔ
经；气穴所发③，各有处名；谿谷属骨④，

jiē yǒu suǒ qǐ　fēn bù nì cóng　gè yǒu tiáo lǐ　sì shí yīn
皆有所起；分部逆从，各有条理；四时阴

yáng　jìn yǒu jīng jì　wài nèi zhī yìng　jiē yǒu biǎo lǐ　qí
阳，尽有经纪⑤；外内之应，皆有表里。其

xìn rán hū
信然乎？

qí bó duì yuē　dōng fāng shēng fēng　fēng shēng mù　mù
岐伯对曰：东方生风，风生木，木

shēng suān　suān shēng gān　gān shēng jīn　jīn shēng xīn　gān
生酸，酸生肝，肝生筋，筋生心⑥。肝

zhǔ mù　qí zài tiān wéi fēng　zài dì wéi mù　zài tǐ wéi jīn
主目。其在天为风，在地为木，在体为筋，

①生：生命。　②六合：中医学名词中将一阴一阳表里两经称一合，六合，即足太阳与足少阴为一合，足少阳与足厥阴为二合，足阳明与足太阴为三合，手太阳与手少阴为四合，手少阳与手厥阴为五合，手阳明与手太阴为六合。　③气穴：指腧穴，因穴位与脏腑经络之气相通，故名。　④谿谷：人体经脉气血汇聚流动之处。谿，同"溪"。属骨：即骨属，骨与骨相连，跟人体运动密切联系的部位统称。　⑤经纪：法度，秩序。　⑥筋生心：五行中木可生火，五脏中肝可生心。筋，此代指肝。

黄帝内经诵读本

在藏为肝①，在色为苍②，在音为角③，在声为呼，在变动为握④，在窍为目，在味为酸，在志为怒⑤。怒伤肝，悲胜怒；风伤筋，燥胜风；酸伤筋，辛胜酸。

南方生热，热生火，火生苦，苦生心，心生血，血生脾⑥。心主舌。其在天为热，在地为火，在体为脉，在藏为心，在色为赤，在音为徵⑦，在声为笑，在变动为忧，在窍为舌，在味为苦，在志为喜。喜伤心，恐胜喜；热伤气，寒胜热；苦伤气，咸胜苦。

---

①藏：即"脏"。　②苍：青色。　③角：古代五音之一，角音应木气而展放。　④握：抽搐拘挛之类的症状，为筋的病象，属肝。　⑤志：情志。　⑥血生脾：五行中火可生土，五脏中心可生脾。血，此代指心。　⑦徵：古代五音之一，徵音高亢而应火气。

中央生湿，湿生土，土生甘，甘生脾，脾生肉，肉生肺①。脾主口。其在天为湿，在地为土，在体为肉，在藏为脾，在色为黄，在音为宫②，在声为歌，在变动为哕③，在窍为口，在味为甘，在志为思。思伤脾，怒胜思；湿伤肉，风胜湿；甘伤肉，酸胜甘。

西方生燥，燥生金，金生辛，辛生肺，肺生皮毛，皮毛生肾④。肺主鼻。其在天为燥，在地为金，在体为皮毛，在藏为肺，在色为白，在音为商⑤，在声为哭，

---

①**肉生肺**：五行中土可生金，五脏中脾可生肺。肉，此代指肺。　②**宫**：古代五音之一，宫音应土气而平稳。　③**哕**：即呃逆干呕，为脾胃之病象。　④**皮毛生肾**：五行中金可生水，五脏中肺可生肾。皮毛，此代指肺。　⑤**商**：古代五音之一，商音应金气而内收。

黄帝内经诵读本

zài biàn dòng wéi ké
在变动为咳①，在窍为鼻，在味为辛，在志

wéi yōu yōu shāng fèi xǐ shèng yōu rè shāng pí máo hán
为忧。忧伤肺，喜胜忧；热伤皮毛，寒

shèng rè xīn shāng pí máo kǔ shèng xīn
胜热；辛伤皮毛，苦胜辛。

běi fāng shēng hán hán shēng shuǐ shuǐ shēng xián xián shēng
北方生寒，寒生水，水生咸，咸生

shèn shèn shēng gǔ suǐ suǐ shēng gān shèn zhǔ ěr qí
肾，肾生骨髓，髓生肝②。肾主耳。其

zài tiān wéi hán zài dì wéi shuǐ zài tǐ wéi gǔ zài zàng wéi
在天为寒，在地为水，在体为骨，在藏为

shèn zài sè wéi hēi zài yīn wéi yǔ zài shēng wéi shēn zài
肾，在色为黑，在音为羽③，在声为呻，在

biàn dòng wéi lì zài qiào wéi ěr zài wèi wéi xián zài zhì
变动为栗④，在窍为耳，在味为咸，在志

wéi kǒng kǒng shāng shèn sī shèng kǒng hán shāng xuè zào shèng
为恐。恐伤肾，思胜恐；寒伤血，燥胜

hán xián shāng xuè gān shèng xián
寒；咸伤血，甘胜咸。

gù yuē tiān dì zhě wàn wù zhī shàng xià yě yīn yáng
故曰：天地者，万物之上下也；阴阳

zhě xuè qì zhī nán nǚ yě zuǒ yòu zhě yīn yáng zhī dào lù
者，血气之男女也；左右者，阴阳之道路

①咳：为肺气上逆之病象。 ②髓生肝：五行中水可生木，五脏中肾可生肝。髓，此代指肾。 ③羽：古代五音之一，羽音应水气而下降。 ④栗：即战栗，为肾虚寒水病象。

也^①；水火者，阴阳之征兆也；阴阳者，万物之能始也^②。故曰：阴在内，阳之守也^③；阳在外，阴之使也^④。

帝曰：法阴阳奈何^⑤?

岐伯曰：阳胜则身热，腠理闭，喘粗为之俯仰^⑥。汗不出而热，齿干以烦冤^⑦，腹满死。能冬不能夏^⑧。阴胜则身寒，汗出，身常清^⑨，数栗而寒，寒则厥^⑩，厥则腹满死。能夏不能冬。此阴阳更胜之变，病之形能也^⑪。

---

①左右者,阴阳之道路也:古代浑天说认为,天体自东向西旋转。人站在地球上仰观天象,可见太空日月星辰自东向西运行,东方为人体之左,天左旋也,而大地则是自西而东旋转,西方为人体之右,地右动也。　②能始:即胎始,元始、本原之意。　③阴在内,阳之守也:阴在内而为阳之镇守。　④阳在外,阴之使也:阳在外而为阴之使役。　⑤法:取法,效法。　⑥喘粗为之俯仰:指呼吸不利、憋气难受、坐卧不宁的样子。　⑦烦冤:言心胸烦闷。冤,同"悗",闷。　⑧能:通"耐"。　⑨清:通"凊",冷。　⑩厥:四肢厥冷。　⑪能:通"态"。

27

帝曰：调此二者，奈何？

岐伯曰：能知七损八益①，则二者可调；不知用此，则早衰之节也②。年四十，而阴气自半也，起居衰矣；年五十，体重，耳目不聪明矣；年六十，阴痿③，气大衰，九窍不利，下虚上实，涕泣俱出矣。

故曰：知之则强，不知则老，故同出而名异耳。智者察同，愚者察异④。愚者不足，智者有余。有余则耳目聪明，身体轻强，老者复壮，壮者益治。是以圣人为无为之事⑤，乐恬惔之能⑥，从欲

---

①七损：房事中损伤人体精气的七种情况。八益：房事中有益于人体精气的八种方法。　②节：征信。　③阴痿：病证名，又称阳痿。　④智者察同，愚者察异：智者于同年未衰之时，就已经洞察明晰养生之道；愚者于衰老之时，才发现与智者的差异。　⑤无为：顺应自然，不妄为。　⑥恬惔：心情安宁清净。

快志于虚无之守①，故寿命无穷，与天地
kuài zhì yú xū wú zhī shǒu　　　gù shòu mìng wú qióng　yǔ tiān dì
终。此圣人之治身也。
zhōng　　cǐ shèng rén zhī zhì shēn yě

故邪风之至②，疾如风雨，故善治者
gù xié fēng zhī zhì　jí rú fēng yǔ　gù shàn zhì zhě
治皮毛，其次治肌肤，其次治筋脉，其次
zhì pí máo　qí cì zhì jī fū　qí cì zhì jīn mài　qí cì
治六腑，其次治五脏。治五脏者，半死
zhì liù fǔ　qí cì zhì wǔ zàng　zhì wǔ zàng zhě　bàn sǐ
半生也。故天之邪气，感则害人五脏；
bàn shēng yě　gù tiān zhī xié qì　gǎn zé hài rén wǔ zàng
水谷之寒热，感则害于六腑；地之湿气，
shuǐ gǔ zhī hán rè　gǎn zé hài yú liù fǔ　dì zhī shī qì
感则害皮肉筋脉。故善用针者，从阴引
gǎn zé hài pí ròu jīn mài　gù shàn yòng zhēn zhě　cóng yīn yǐn
阳，从阳引阴③，以右治左，以左治右④，
yáng　cóng yáng yǐn yīn　yǐ yòu zhì zuǒ　yǐ zuǒ zhì yòu
以我知彼⑤，以表知里，以观过与不及之
yǐ wǒ zhī bǐ　yǐ biǎo zhī lǐ　yǐ guān guò yǔ bù jí zhī
理，见微得过⑥，用之不殆⑦。善诊者，
lǐ　jiàn wēi dé guò　yòng zhī bú dài　shàn zhěn zhě

---

①从欲:顺从喜好。快志:爽快行事。　②至:侵袭。　③阴:泛指内脏、五脏、阴经、胸腹部、下部等。
阳:泛指体表、六腑、阳经、背部、上部等。引:指引经络之气来调节虚实。　④以右治左，以左治右:三
阴三阳经脉，左右交叉，互相贯通，故针刺右侧可以治左侧病；针刺左侧俞穴，治疗右侧疾病，此即缪刺
之法。　⑤我:医生。彼:病人。　⑥微:指病之初起，轻微之征象。过:疾病的发展变化。　⑦殆:危也。

chá sè àn mài　xiān bié yīn yáng　shěn qīng zhuó① ér zhī
察色按脉，先别阴阳；审清浊①，而知

bù fēn②　shì chuǎn xī　tīng yīn shēng　ér zhī suǒ kǔ　guān
部分②；视喘息，听音声，而知所苦；观

quán héng guī jǔ③　ér zhī bìng suǒ zhǔ　àn chǐ cùn④　guān
权衡规矩③，而知病所主；按尺寸④，观

fú chén huá sè　ér zhī bìng suǒ shēng　yǐ zhì wú guò　yǐ
浮沉滑涩，而知病所生。以治无过，以

zhěn zé bù shī yǐ
诊则不失矣。

扫一扫 听音频

yīn yáng lí hé lùn piān dì liù
阴阳离合论篇第六（节选）

yīn yáng zhě　shǔ zhī kě shí⑤　tuī zhī kě bǎi　shǔ zhī
阴阳者，数之可十⑤，推之可百，数之

kě qiān　tuī zhī kě wàn　wàn zhī dà bù kě shèng shǔ　rán qí
可千，推之可万，万之大不可胜数，然其

yào yī yě⑥
要一也⑥。

①清浊：指气色，如气色清明，是病在阳分，若气色浊暗，则知病在阴分。　②部分：指面部的五色分布，以知病变部位。　③权衡规矩：指四时脉象。　④尺：指尺肤，即前臂内侧由肘至腕的皮肤。寸：指寸口脉。　⑤数：动词，计算。　⑥一：谓阴阳变化的道理。

líng lán mì diǎn lùn piān dì bā
灵兰秘典论篇第八

扫一扫 听音频

黄帝内经诵读本

huáng dì wèn yuē　　yuàn wén shí èr zàng zhī xiāng shǐ　　guì
黄 帝 问 曰：愿 闻 十 二 脏 之 相 使①，贵

jiàn hé rú
贱 何 如②？

qí bó duì yuē　xī hū zāi wèn yě　　qǐng suì yán zhī
岐 伯 对 曰：悉 乎 哉 问 也！ 请 遂 言 之。

xīn zhě　　jūn zhǔ zhī guān yě　　shén míng chū yān　　　fèi zhě
心 者，君 主 之 官 也，神 明 出 焉③。 肺 者，

xiàng fù zhī guān④　　zhì jié chū yān⑤　　gān zhě　　jiāng jūn zhī
相 傅 之 官④，治 节 出 焉⑤。 肝 者，将 军 之

guān　móu lù chū yān　　dǎn zhě　　zhōng zhèng zhī guān　　jué duàn
官，谋 虑 出 焉。 胆 者，中 正 之 官⑥，决 断

chū yān　　dàn zhōng zhě　　chén shǐ zhī guān　　xǐ lè chū yān
出 焉。 膻 中 者⑦，臣 使 之 官，喜 乐 出 焉。

pí wèi zhě　　cāng lǐn zhī guān　　wǔ wèi chū yān　　dà cháng
脾 胃 者，仓 廪 之 官⑧，五 味 出 焉。 大 肠

zhě　　chuán dǎo zhī guān　　biàn huà chū yān　　xiǎo cháng zhě　　shòu
者，传 道 之 官⑨，变 化 出 焉。 小 肠 者，受

---

①脏：概言脏腑。 **相使**：相互使用。 　②**贵贱**：主次，这里指心与其他脏腑的君臣关系。 　③**神明**：此指精神意识，聪明智慧。 　④**相傅**：古代官名，辅助君王治国者，如宰相、相国等。 　⑤**治节**：治理、调节之意。 　⑥**中正**：古代考核人品的官职。 　⑦**膻中**：此指心包络。 　⑧**仓廪**：储藏米谷之所。仓，谷藏曰仓。廪，米藏曰廪。 　⑨**传**：驿站之意。**道**：通达之意。

chéng zhī guān　huà wù chū yān　　shèn zhě　　zuò qiáng zhī guān
盛 之 官 ， 化 物 出 焉 。 肾 者 ， 作 强 之 官 ①，

jì qiǎo chū yān　　　sān jiāo zhě　jué dú zhī guān　shuǐ dào chū
伎 巧 出 焉 ②。 三 焦 者 ， 决 渎 之 官 ③， 水 道 出

yān　　páng guāng zhě　zhōu dū zhī guān　　jīn yè cáng yān　　qì
焉 。 膀 胱 者 ， 州 都 之 官 ④， 津 液 藏 焉 ， 气

huà zé néng chū yǐ　　　fán cǐ shí èr guān zhě　　bù dé xiāng
化 则 能 出 矣 ⑤。 凡 此 十 二 官 者 ， 不 得 相

shī yě　　　gù zhǔ míng zé xià ān　　yǐ cǐ yǎng shēng zé shòu
失 也 。 故 主 明 则 下 安 ， 以 此 养 生 则 寿 ，

mò shì bú dài　　yǐ wéi tiān xià zé dà chāng　　zhǔ bù míng zé
殁 世 不 殆 ， 以 为 天 下 则 大 昌 。 主 不 明 则

shí èr guān wēi　shǐ dào bì sè ér bù tōng　　xíng nǎi dà
十 二 官 危 ， 使 道 闭 塞 而 不 通 ⑥， 形 乃 大

shāng　　yǐ cǐ yǎng shēng zé yāng　　yǐ wéi tiān xià zhě　　qí zōng
伤 ， 以 此 养 生 则 殃 ， 以 为 天 下 者 ， 其 宗

dà wēi　　jiè zhī jiè zhī　　　zhì dào zài wēi　biàn huà wú
大 危 ⑦， 戒 之 戒 之 ！ 至 道 在 微 ， 变 化 无

qióng　shú zhī qí yuán　　jiǒng hū zāi　　　xiāo zhě qú qú
穷 ， 孰 知 其 原 ？ 窘 乎 哉 ⑧！ 消 者 瞿 瞿 ⑨，

shú zhī qí yào　　mǐn mǐn zhī dāng　　shú zhě wéi liáng　　huǎng
孰 知 其 要 ？ 闵 闵 之 当 ⑩， 孰 者 为 良 ？ 恍

---

①作强：指功能作用强大。　②伎：同"技"，多能也。巧：精巧也。　③决：通也。渎：水道。④州都：即水液集聚之处。州，水中陆地。都，水泽所聚之意。　⑤气化：此指以肾中阳气为主的诸脏腑之气，对膀胱所藏津液的蒸化作用。　⑥使道：指心主神气协调十二脏腑相互关系的通道，即血脉。⑦宗：宗庙社稷，引申为国家的统治地位。　⑧窘：为难。　⑨瞿瞿：此形容谨慎的样子。　⑩闵闵：此形容忧愁的样子。

hū zhī shù shēng yú háo lí háo lí zhī shù qǐ yú duó
惚之数，生于毫氂①，毫氂之数，起于度

liáng qiān zhī wàn zhī kě yǐ yì dà tuī zhī dà zhī qí xíng
量，千之万之，可以益大，推之大之，其形

nǎi zhì
乃制。

huáng dì yuē shàn zāi yú wén jīng guāng zhī dào dà
黄帝曰：善哉！余闻精光之道，大

shèng zhī yè ér xuān míng dà dào fēi zhāi jiè zé jí rì
圣之业。而宣明大道，非斋戒择吉日，

bù gǎn shòu yě huáng dì nǎi zé jí rì liáng zhào ér cáng líng
不敢受也。黄帝乃择吉日良兆，而藏灵

lán zhī shì yǐ chuán bǎo yān
兰之室②，以传保焉。

liù jié zàng xiàng lùn piān dì jiǔ
六节脏象论篇第九（节选）

扫一扫 听音频

dì yuē zàng xiàng hé rú
帝曰：脏象何如③？

qí bó yuē xīn zhě shēng zhī běn shén zhī chǔ yě
岐伯曰：心者，生之本，神之处也④；

---

①**毫氂**：同"毫厘"。兽尾毛，喻极细微之物。　②**灵兰**：即灵台兰室之简称，传说中黄帝的藏书之所。　③**象**：指表现于外的各种征象。　④**处**：居处之意。

其华在面，其充在血脉，为阳中之太阳，通于夏气。肺者，气之本，魄之处也①；其华在毛，其充在皮，为阳中之太阴②，通于秋气。肾者，主蛰③，封藏之本④，精之处也；其华在发，其充在骨，为阴中之太阴，通于冬气。肝者，罢极之本⑤，魂之居也⑥；其华在爪，其充在筋，以生血气，其味酸，其色苍⑦，此为阴中之少阳，通于春气。脾者，仓廪之本，营之居也；其华在唇四白⑧，其充在肌，

①魄：不受意识所支配，属于人体本能的感觉和动作。　②太阴：现一般校作"少阴"，可从。　③蛰：蛰虫，即冬眠蛰藏之虫，此喻肾气闭藏精气。　④封藏之本：肾旺于冬，应冬气主闭藏，是人体封闭潜藏功能之根本，以维护人体精气固守而不妄泄。　⑤罢极之本：一从生理解，以"罢"通熊罴之罴，罴即熊之雌者，耐劳而多勇力，用以喻肝脏任劳勇悍之性。一从病理解，罢，音义同"疲"。罢极，即劳困之意。⑥魂：随心神活动所做出的思维意识活动。当失去精神统领时，会表现为梦幻及梦游现象。　⑦其味酸，其色苍：此六字及下文"其味甘，其色黄"六字，应属衍文，并删之。　⑧唇四白：口唇四周的白肉。

cǐ zhì yīn zhī lèi　　　　tōng yú tǔ qì　　　　wèi　dà cháng　xiǎo
此 至 阴 之 类 ①，通 于 土 气。胃、大 肠、小

cháng　sān jiāo　páng guāng　míng yuē qì　néng huà zāo pò
肠 、三 焦 、膀 胱 ，名 曰 器 ，能 化 糟 粕，

zhuǎn wèi ér chū rù zhě yě　　　　fán shí yī zàng qǔ jué yú
转 味 而 出 入 者 也 ②。凡 十 一 脏 取 决 于

dǎn yě
胆 也。

wǔ zàng shēng chéng piān dì shí
五脏 生 成 篇 第 十（节选）

扫一扫 听音频

xīn zhī hé mài yě　　　qí róng sè yě　　　qí zhǔ shèn
心 之 合 脉 也 ，其 荣 色 也 ③，其 主 肾

yě　　　fèi zhī hé pí yě　　　qí róng máo yě　　　qí zhǔ xīn yě
也 ④。肺 之 合 皮 也 ，其 荣 毛 也 ，其 主 心 也。

gān zhī hé jīn yě　　　qí róng zhǎo yě　　　qí zhǔ fèi yě　　　pí zhī
肝 之 合 筋 也 ，其 荣 爪 也 ，其 主 肺 也。脾 之

hé ròu yě　　　qí róng chún yě　　　qí zhǔ gān yě　　　shèn zhī hé gǔ
合 肉 也 ，其 荣 唇 也 ，其 主 肝 也。肾 之 合 骨

yě　　　qí róng fà yě　　　qí zhǔ pí yě
也 ，其 荣 发 也 ，其 主 脾 也。

---

①至阴：至，到达。春夏为阳，秋冬为阴，脾应长夏，由阳而至阴，故称至阴。　②转味而入出者也：指六腑受纳水谷，化生精微，排泄糟粕的功能活动。　③荣：养而华也。色：此指面色。　④主：生化之主也，体现"制而生化"之义。下文肺"其主心"、脾"其主肝"、肝"其主肺"、肾"其主脾"，义同。

shì gù duō shí xián zé mài níng sè ér biàn sè duō
是故多食咸，则脉凝泣而变色①；多

shí kǔ zé pí gǎo ér máo bá duō shí xīn zé jīn jí ér
食苦，则皮槁而毛拔②；多食辛，则筋急而

zhǎo kū duō shí suān zé ròu zhù ér chún jiē duō shí
爪枯；多食酸，则肉胝䐈而唇揭③；多食

gān zé gǔ tòng ér fà luò cǐ wǔ wèi zhī suǒ shāng yě
甘，则骨痛而发落。此五味之所伤也。

gù xīn yù kǔ fèi yù xīn gān yù suān pí yù gān shèn yù
故心欲苦，肺欲辛，肝欲酸，脾欲甘，肾欲

xián cǐ wǔ wèi zhī suǒ hé yě
咸。此五味之所合也。

wǔ zàng zhī qì gù sè xiàn qīng rú cǎo zī zhě sǐ
五脏之气，故色见青如草兹者死④，

huáng rú zhǐ shí zhě sǐ hēi rú tái zhě sǐ chì rú pēi xuè
黄如枳实者死，黑如炲者死⑤，赤如衃血

zhě sǐ bái rú kū gǔ zhě sǐ cǐ wǔ sè zhī xiàn sǐ
者死⑥，白如枯骨者死。此五色之见死

yě qīng rú cuì yǔ zhě shēng chì rú jī guàn zhě shēng huáng
也。青如翠羽者生⑦，赤如鸡冠者生，黄

rú xiè fù zhě shēng bái rú shǐ gāo zhě shēng hēi rú wū yǔ
如蟹腹者生，白如豕膏者生⑧，黑如乌羽

①泣：音义同"涩"。 ②槁：干枯衰败。 ③胝䐈：即皮肉坚厚皱缩。胝，皮厚的意思。䐈，肉皱也。 ④草兹：枯死的青草，此指色青而失去润泽。见：通"现"。 ⑤炲：古同"炱"，烟气凝积而成的黑灰，俗称"烟子"或"煤子"。 ⑥衃血：凝固呈赤黑色的败血。 ⑦翠羽：翠鸟的羽毛，古代多用作饰物。 ⑧豕膏：即猪油。

zhě shēng　　　cǐ wǔ sè zhī xiàn shēng yě
者生。此五色之见生也。

zhū mài zhě jiē shǔ yú mù　　　zhū suǐ zhě jiē shǔ yú
诸脉者皆属于目①，诸髓者皆属于

nǎo　zhū jīn zhě jiē shǔ yú jié　　zhū xuè zhě jiē shǔ yú
脑，诸筋者皆属于节②，诸血者皆属于

xīn　zhū qì zhě jiē shǔ yú fèi　cǐ sì zhī bā xī zhī zhāo
心，诸气者皆属于肺，此四支八谿之朝

xī yě　　　gù rén wò xuè guī yú gān　mù shòu xuè ér néng
夕也③。故人卧血归于肝。目受血而能

shì　zú shòu xuè ér néng bù　zhǎng shòu xuè ér néng wò　zhǐ shòu
视，足受血而能步，掌受血而能握，指受

xuè ér néng shè
血而能摄④。

wǔ zàng bié lùn piān dì shí yī
五脏别论篇第十一

扫一扫 听音频

huáng dì wèn yuē　　yú wén fāng shì　huò yǐ nǎo suǐ wéi
黄帝问曰：余闻方士⑤，或以脑髓为

zàng　huò yǐ cháng wèi wéi zàng　huò yǐ wéi fǔ　gǎn wèn gēng
脏，或以肠胃为脏，或以为腑。敢问更

---

①诸脉者皆属于目：目为宗脉聚会之处，故有此说。属，连属，统属。　②诸筋者皆属于节：筋连于骨节肌肉之间，故属于节。节，骨节。　③谿：手部有肘与腋，足有髀与膝，此四肢之关节。朝夕：指人体诸脉髓筋血气朝夕运行不止。　④摄：提起，牵引。　⑤方士：此指游走四方的医生术士。

相反，皆自谓是，不知其道，愿闻其说。

岐伯对曰：脑、髓、骨、脉、胆、女子胞①，此六者，地气之所生也，皆藏于阴而象于地，故藏而不泻，名曰奇恒之腑②。

夫胃、大肠、小肠、三焦、膀胱，此五者，天气之所生也，其气象天，故泻而不藏，此受五脏浊气③，名曰传化之腑④。此不能久留，输泻者也。魄门亦为五脏使⑤，水谷不得久藏。所谓五脏者，藏精气而不泻也，故满而不能实。六腑者，传化物而不藏，故实而不能满也。水谷入口，

---

①女子胞：亦名胞宫，即子宫。　②奇恒之腑：即言异于恒常之腑。奇，异也。恒，常也。　③浊气：此与精气相对而言，指五脏代谢后的产物。　④传化之腑：谓传导化物之腑。　⑤魄门：即肛门。魄与"粕"通。粕为糟粕之意，以肛门为排泄粪便糟粕之门户，故称魄门。使：使役，支配、制约之意。

zé wèi shí ér cháng xū　　shí xià　　zé cháng shí ér wèi xū　　gù
则 胃 实 而 肠 虚 ; 食 下 , 则 肠 实 而 胃 虚 , 故

yuē shí ér bù mǎn
曰 实 而 不 满 。

dì yuē　　qì kǒu hé yǐ dú wéi wǔ zàng zhǔ
帝 曰 : 气 口 何 以 独 为 五 脏 主 ① ?

qí bó yuē　　wèi zhě　　shuǐ gǔ zhī hǎi　　liù fǔ zhī dà
岐 伯 曰 : 胃 者 , 水 谷 之 海 , 六 腑 之 大

yuán yě　　　wǔ wèi rù kǒu　　cáng yú wèi　　yǐ yǎng wǔ zàng qì
源 也 。 五 味 入 口 , 藏 于 胃 , 以 养 五 脏 气 。

qì kǒu yì tài yīn yě　　shì yǐ wǔ zàng liù fǔ zhī qì wèi
气 口 亦 太 阴 也 ② , 是 以 五 脏 六 腑 之 气 味 ,

jiē chū yú wèi　　biàn xiàn yú qì kǒu　　　gù wǔ qì rù bí
皆 出 于 胃 , 变 见 于 气 口 ③ 。 故 五 气 入 鼻 ,

cáng yú fèi　　fèi yǒu bìng　　ér bí wèi zhī bú lì yě　　fán zhì
藏 于 肺 , 肺 有 病 , 而 鼻 为 之 不 利 也 。 凡 治

bìng　　bì chá qí xià　　shì qí mài　　guān qí zhì yì　　yǔ
病 , 必 察 其 下 ④ , 适 其 脉 ⑤ , 观 其 志 意 , 与

qí bìng yě　　jū yú guǐ shén zhě　　bù kě yǔ yán zhì dé
其 病 也 。 拘 于 鬼 神 者 ⑥ , 不 可 与 言 至 德 ⑦ ;

wù yú zhēn shí zhě　　bù kě yǔ yán zhì qiǎo　　bìng bù xǔ zhì
恶 于 针 石 者 ⑧ , 不 可 与 言 至 巧 ⑨ ; 病 不 许 治

---

①气口:又称脉口、寸口,即两手挠骨头内侧挠动脉的诊脉部位。　②太阴:此指足太阴脾。因按脏腑经络学说,气口属于手太阴肺脉之理自在其中,此处用"亦"又为一事,故太阴当为足太阴脾。③见:音义同"现",作显现解。　④下:指下窍排出的大小便。　⑤适:诊察。　⑥拘:拘执,执迷不悟。⑦至德:极为深奥、至为玄妙的道理。此处引申为医学理论。　⑧恶:厌恶。　⑨至巧:指针石治疗的技术或技能。巧,技巧,技术。

zhě bìng bì bú zhì　zhì zhī wú gōng yǐ
者，病必不治，治之无功矣。

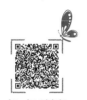
扫一扫 听音频

yì fǎ fāng yí lùn piān dì shí èr
异法方宜论篇第十二

huáng dì wèn yuē　yī zhī zhì bìng yě　yí bìng ér zhì
黄帝问曰：医之治病也，一病而治

gè bù tóng　jiē yù　hé yě
各不同①，皆愈，何也？

qí bó duì yuē　dì shì shǐ rán yě　gù dōng fāng zhī
岐伯对曰：地势使然也②。故东方之

yù　tiān dì zhī suǒ shǐ shēng yě　yú yán zhī dì　hǎi bīn
域，天地之所始生也，鱼盐之地。海滨

bàng shuǐ　qí mín shí yú ér shì xián　jiē ān qí chù　měi qí
傍水③，其民食鱼而嗜咸，皆安其处，美其

shí　yú zhě shǐ rén rè zhōng　yán zhě shèng xuè　gù qí
食。鱼者使人热中④，盐者胜血⑤，故其

mín jiē hēi sè shū lǐ　qí bìng jiē wéi yōng yáng　qí zhì yí
民皆黑色疏理⑥，其病皆为痈疡。其治宜

biān shí　gù biān shí zhě　yì cóng dōng fāng lái
砭石⑦，故砭石者，亦从东方来。

---

①治：此指治疗手段。　②地势：指东南中西北五方的地理形势。　③滨：靠近。傍：临近。　④热中：热积于体内而痈发于体外。　⑤盐者胜血：多食盐则伤血。从五行关系言，盐味咸，属水。血由心主，属火。故盐胜血，即水胜火。　⑥疏理：腠理疏松。　⑦砭石：指自然形成或人为加工制成的尖石或石片，用以治病。

xī fāng zhě　jīn yù zhī yù　shā shí zhī chù　tiān dì
西方者，金玉之域，沙石之处，天地

zhī suǒ shōu yǐn yě　qí mín líng jū ér duō fēng①　shuǐ tǔ gāng
之所收引也。其民陵居而多风①，水土刚

qiáng　qí mín bù yī ér hè jiàn②　huá shí ér zhī féi　gù
强。其民不衣而褐荐②，华食而脂肥，故

xié bù néng shāng qí xíng tǐ　qí bìng shēng yú nèi③　qí zhì
邪不能伤其形体，其病生于内③。其治

yí dú yào④　gù dú yào zhě　yì cóng xī fāng lái
宜毒药④，故毒药者，亦从西方来。

běi fāng zhě　tiān dì suǒ bì cáng zhī yù yě⑤　qí dì
北方者，天地所闭藏之域也⑤。其地

gāo líng jū　fēng hán bīng liè　qí mín lè yě chǔ ér rǔ shí⑥
高陵居，风寒冰冽。其民乐野处而乳食⑥，

zàng hán shēng mǎn bìng　qí zhì yí jiǔ ruò　gù jiǔ ruò zhě
脏寒生满病。其治宜灸焫⑦，故灸焫者，

yì cóng běi fāng lái
亦从北方来。

nán fāng zhě　tiān dì zhī suǒ zhǎng yǎng⑧　yáng zhī suǒ
南方者，天地之所长养⑧，阳之所

shèng chǔ yě　qí dì xià⑨　shuǐ tǔ ruò　wù lù zhī suǒ jù
盛处也。其地下⑨，水土弱，雾露之所聚

---

①陵居：依丘陵而居住。　②不衣：不以绵绸为衣。褐：指用兽毛或粗麻制成的粗衣。荐：草席。
③其病生于内：病生于内，指饮食七情之病。　④毒药：泛指各种治病的药物。毒，指药物之偏性。
⑤闭藏之域：北方严寒，应冬令闭藏之象，故称闭藏之域。　⑥野处：居住于旷野之处。处，居住，置身。
⑦灸焫：用艾火烧灼，或火针、火罐治病的方法。　⑧天地之所长养：言南方阳气充足，适宜于长养万物。
⑨其地下：指南方地势低下。

也。其民嗜酸而食胕①，故其民皆致理而赤色②，其病挛痹③。其治宜微针④，故九针者⑤，亦从南方来。

中央者，其地平以湿，天地所以生万物也众。其民食杂而不劳，故其病多痿厥寒热。其治宜导引按跷⑥，故导引按跷者，亦从中央出也。

故圣人杂合以治⑦，各得其所宜，故治所以异而病皆愈者，得病之情，知治之大体也。

---

①胕：同"腐"，指经过发酵的食物，如豉、鲊、曲、酱类食物。　②致理：即腠理致密。　③挛痹：筋脉拘挛，骨节麻痹疼痛类疾病。　④微针：即毫针，此处应代指九针。　⑤九针：包括镵（chán）针，员针，鍉（chí）针，锋针，铍（pí）针，员利针，毫针，长针，大针。　⑥导引按跷：古人用运动肢体，调节呼吸以及按摩等养生保健、治疗疾病的方法。　⑦杂合以治：根据五方病人及其所患疾病不同，综合五方各种治疗手段或方法予以治疗。

移精变气论篇第十三（节选）

yí jīng biàn qì lùn piān dì shí sān

扫一扫 听音频

黄帝内经诵读本

huáng dì wèn yuē yú wén gǔ zhī zhì bìng wéi qí yí
黄帝问曰：余闻古之治病，惟其移

jīng biàn qì kě zhù yóu ér yǐ jīn shì zhì bìng dú yào
精变气①，可祝由而已②。今世治病，毒药

zhì qí nèi zhēn shí zhì qí wài huò yù huò bú yù hé yě
治其内，针石治其外，或愈或不愈，何也？

qí bó duì yuē wǎng gǔ rén jū qín shòu zhī jiān dòng
岐伯对曰：往古人居禽兽之间，动

zuò yǐ bì hán yīn jū yǐ bì shǔ nèi wú juàn mù zhī
作以避寒③，阴居以避暑④。内无眷慕之

lèi wài wú shēn huàn zhī xíng cǐ tián dàn zhī shì xié bù
累，外无伸宦之形⑤。此恬惔之世，邪不

néng shēn rù yě gù dú yào bù néng zhì qí nèi zhēn shí bù
能深入也。故毒药不能治其内，针石不

néng zhì qí wài gù kě yí jīng biàn qì zhù yóu ér yǐ
能治其外，故可移精变气⑥，祝由而已⑦。

dāng jīn zhī shì bù rán yōu huàn yuán qí nèi kǔ xíng shāng
当今之世不然。忧患缘其内⑧，苦形伤

---

①移精变气：通过精神转移来调节脏腑气机。 ②祝由：通过祝祷、解说患病原因，疏通情志以治疗疾病的方法。 ③动作以避寒：活动身体以驱散寒气。 ④阴居以避暑：居住在阴凉的洞穴以躲避酷暑。 ⑤伸宦：追求名利。伸，伸展，此处作追求解。 ⑥移精：转移患者的精神。 ⑦祝由：祝说患病之由，类似今日的精神疗法。 ⑧缘：绕也，缠绕之意。

qí wài　　yòu shī sì shí zhī cóng　　nì hán shǔ zhī yí　　zéi
其外，又失四时之从，逆寒暑之宜，贼

fēng shuò zhì　　xū xié zhāo xī　　nèi zhì wǔ zàng gǔ suǐ　　wài
风数至，虚邪朝夕，内至五脏骨髓，外

shāng kǒng qiào jī fū ①　　suǒ yǐ xiǎo bìng bì shèn　　dà bìng bì
伤空窍肌肤①，所以小病必甚，大病必

sǐ　　gù zhù yóu bù néng yǐ yě
死，故祝由不能已也。

　　qí bó yuē　　bì hù sè yǒu ②　　xì zhī bìng zhě ③　　shuò wèn
岐伯曰：闭户塞牖②，系之病者③，数问

qí qíng ④　　yǐ cóng qí yì　　dé shén zhě chāng ⑤　　shī shén zhě wáng
其情④，以从其意。得神者昌⑤，失神者亡。

扫一扫 听音频

tāng yè láo lǐ lùn piān dì shí sì
汤液醪醴论篇第十四（节选）

　　huáng dì wèn yuē　　wéi wǔ gǔ tāng yè jí láo lǐ nài hé ⑥
黄帝问曰：为五谷汤液及醪醴奈何⑥？

　　qí bó duì yuē　　bì yǐ dào mǐ　　chuī zhī dào xīn　　dào
岐伯对曰：必以稻米，炊之稻薪。稻

mǐ zhě wán ⑦　　dào xīn zhě jiān ⑧
米者完⑦，稻薪者坚⑧。

---

①空窍：即孔窍。空，通"孔"，洞。　②闭户塞牖：关闭门窗。户，门。牖，窗。　③系：密切关注。
④数：屡次，多次。　⑤神：此指良好的医患关系，医生尽心施治，患者安心就诊。　⑥为：制作。五谷：
麦、黍（shǔ）、稷（jì）、稻、菽（shū）。汤液、醪醴：古代用以治疗疾病的两种剂型，其清稀淡薄的是汤液，
稠浊甘甜的叫醪醴，都是由五谷制成的酒类。　⑦完：完美，这里指稻米营养丰富，作用纯正。　⑧坚：
这里指稻薪的性能坚劲。

dì yuē hé yǐ rán
帝曰：何以然？

qí bó yuē cǐ dé tiān dì zhī hé gāo xià zhī yí
岐伯曰：此得天地之和，高下之宜，

gù néng zhì wán fá qǔ dé shí gù néng zhì jiān yě
故能至完，伐取得时，故能至坚也①。

dì yuē shàng gǔ shèng rén zuò tāng yè láo lǐ wéi ér
帝曰：上古圣人作汤液醪醴，为而

bú yòng hé yě
不用，何也？

qí bó yuē zì gǔ shèng rén zhī zuò tāng yè láo lǐ
岐伯曰：自古圣人之作汤液醪醴

zhě yǐ wéi bèi ěr fú shàng gǔ zuò tāng yè gù wéi ér fú
者，以为备耳，夫上古作汤液，故为而弗

fú yě zhōng gǔ zhī shì dào dé shāo shuāi xié qì shí
服也。中古之世，道德稍衰②，邪气时

zhì fú zhī wàn quán
至，服之万全。

dì yuē jīn zhī shì bú bì yǐ hé yě
帝曰：今之世不必已，何也？

qí bó yuē dāng jīn zhī shì bì jì dú yào gōng qí
岐伯曰：当今之世，必齐毒药攻其

---

①**伐取得时，故能至坚**：稻薪收割于秋，秋气坚劲，故曰至坚。　②**道德**：这里指养生之道。

中^①，镵石针艾治其外也^②。

帝曰：形弊血尽而功不立者何^③？

岐伯曰：神不使也^④。

帝曰：何谓神不使？

岐伯曰：针石，道也^⑤。精神不进，志意不治，故病不可愈。今精坏神去，荣卫不可复收。何者？嗜欲无穷，而忧患不止，精气弛坏^⑥，荣泣卫除^⑦，故神去之而病不愈也。

帝曰：夫病之始生也，极微极精^⑧，必先入结于皮肤。今良工皆称曰，病成

---

①**齐毒药**：即按照一定的配制原则，将性味峻烈的药物组成方剂，用以治疗疾病。齐，同"剂"，即药剂。　②**镵**：尖锐锋利。　③**形弊血尽而功不立**：形体败坏，血气竭尽，治疗无效。弊，通"敝"，衰败之意。④**神不使**：即神机丧失，患者不能对各种治疗作出反应，无法使针、药等治疗措施发挥作用。　⑤**道**：指治疗手段与方法。　⑥**弛**：毁坏。　⑦**荣泣卫除**：营气运行凝涩，卫气丧失了正常功能。泣，音义同"涩"。⑧**极微极精**：言疾病初期轻浅单纯。微，轻浅未深。精，专一未乱。

míng yuē nì　zé zhēn shí bù néng zhì　liáng yào bù néng jí yě
名曰逆，则针石不能治，良药不能及也。

jīn liáng gōng jiē dé qí fǎ　shǒu qí shù①　qīn qī xiōng dì yuǎn
今良工皆得其法，守其数①，亲戚兄弟远

jìn　yīn shēng rì wén yú ěr②　wǔ sè rì jiàn yú mù ér
近，音声日闻于耳②，五色日见于目，而

bìng bú yù zhě　yì hé xiá bù zǎo hū③
病不愈者，亦何暇不早乎③？

qí bó yuē　bìng wéi běn　gōng wéi biāo④　biāo běn bù
岐伯曰：病为本，工为标④；标本不

dé⑤　xié qì bù fú　cǐ zhī wèi yě
得⑤，邪气不服。此之谓也。

mài yào jīng wēi lùn piān dì shí qī
脉要精微论篇第十七（节选）

扫一扫 听音频

huáng dì wèn yuē　zhěn fǎ hé rú⑥
黄帝问曰：诊法何如⑥？

qí bó duì yuē　zhěn fǎ cháng yǐ píng dàn⑦　yáng qì wèi
岐伯对曰：诊法常以平旦⑦，阳气未

dòng　yīn qì wèi sàn⑧　yǐn shí wèi jìn　jīng mài wèi shèng　luò
动，阴气未散⑧，饮食未进，经脉未盛，络

---

①**得其法，守其数**：好医生诊治疾病皆掌握治病法则与技术。数，技术。　②**远近**：偏义复词，言其近。　③**何暇**：别本校作"何谓"，可参。　④**病为本，工为标**：指病人为本、疾病为本，医生及其治疗为标。　⑤**标本不得**：指在治疗过程中患者与医生不合作。　⑥**诊法**：指望、闻、问、切四诊之法。　⑦**平旦**：平旦气血大会于寸口，是最能反映脏腑气血状态的最佳时机。　⑧**阳气未动，阴气未散**：阴、阳均指经脉而言。平旦气由阴入阳，人刚醒寤，尚未劳作，阴气未扰动，阳气未耗散，处于相对平静的状态。

mài tiáo yún　　qì xuè wèi luàn　　gù nǎi kě zhěn yǒu guò zhī mài
脉调匀，气血未乱，故乃可诊有过之脉①。

qiè mài dòng jìng ér shì jīng míng　　chá wǔ sè
切脉动静而视精明②，察五色，

guān wǔ zàng yǒu yú bù zú　　liù fǔ qiáng ruò　　xíng zhī shèng
观五脏有余不足，六腑强弱，形之盛

shuāi　　yǐ cǐ cān wǔ　　jué sǐ shēng zhī fēn
衰，以此参伍③，决死生之分。

fú jīng míng wǔ sè zhě　　qì zhī huá yě　　chì yù
夫精明五色者④，气之华也⑤。赤欲

rú bó guǒ zhū　　bú yù rú zhě　　bái yù rú é yǔ　　bú
如白裹朱⑥，不欲如赭⑦；白欲如鹅羽，不

yù rú yán　　qīng yù rú cāng bì zhī zé　　bú yù rú lán
欲如盐；青欲如苍璧之泽⑧，不欲如蓝⑨；

huáng yù rú luó guǒ xióng huáng　　bú yù rú huáng tǔ　　hēi yù
黄欲如罗裹雄黄⑩，不欲如黄土；黑欲

rú chóng qī sè　　bú yù rú dì cāng　　wǔ sè jīng wēi xiàng
如重漆色⑪，不欲如地苍⑫。五色精微象

xiàn yǐ　　qí shòu bù jiǔ yě　　fú jīng míng zhě　　suǒ yǐ shì
见矣⑬，其寿不久也。夫精明者，所以视

---

①有过之脉：此指不正常的脉象。　②视精明：通过望眼睛的目光、运动等来观察神气，以了解脏腑气血的盛衰情况。　③以此参伍：相互比照、相互印证之意，即要四诊合参。　④精明：眼神，包括两目的视觉功能。五色：面之五色。　⑤气之华：五脏之气透露于外的征象。　⑥白：通"帛"，白色的丝织物。朱：朱砂。　⑦赭：赭石，其色赤灰暗不泽。　⑧苍璧：青色的玉石。　⑨蓝：蓝草，可作靛青。　⑩罗：丝织品，软而细密。　⑪重漆：漆器反复上漆，黑而深亮。　⑫地苍：黑而枯槁之意。　⑬五色精微象见：指五脏之真色显露于外，已无藏蓄，是一种凶兆。见，通"现"。

万物，别白黑，审短长。以长为短，以白为黑，如是则精衰矣。

夫五府者，身之强也①。头者，精明之府②，头倾视深③，精神将夺矣。背者，胸中之府④，背曲肩随⑤，府将坏矣。腰者，肾之府，转摇不能，肾将惫矣⑥。膝者，筋之府，屈伸不能，行则偻附⑦，筋将惫矣。骨者，髓之府，不能久立，行则振掉⑧，骨将惫矣。得强则生，失强则死⑨。

四变之动，脉与之上下⑩。以春应中

① 五府者，身之强也：五府是身形强健的基础。　② 精明：一解为目；一解为精气神明，即精气上注形成五官七窍的视听嗅味等功能。　③ 头倾：头低垂不能举。视深：目下陷而无光。　④ 背者胸中之府：心肺居于胸中，而俞在肩背，故背为胸中之府。背，指胸背部。　⑤ 背曲：背曲不能伸。肩随：肩垂不能举。随，同"垂"。　⑥ 惫：坏也，衰败之意。　⑦ 偻：身体屈曲不伸。附：行动不便，需依附他物而行。　⑧ 振：震颤。掉：摇摆。　⑨ 得强则生，失强则死：五脏精气旺盛，则身形强健，故生；若五脏精气衰败，则身形败坏，故死。　⑩ 四变之动，脉与之上下：脉象随四时阴阳气的消长变化而上下浮沉。

49

guī
规①，夏应中矩②，秋应中衡③，冬应中权④。

shì zhī yīn shèng zé mèng shè dà shuǐ kǒng jù yáng shèng
是知阴盛则梦涉大水恐惧，阳盛

zé mèng dà huǒ fán zhuó yīn yáng jù shèng zé mèng xiāng shā
则梦大火燔灼⑤，阴阳俱盛则梦相杀

huǐ shāng shàng shèng zé mèng fēi xià shèng zé mèng duò
毁伤。上盛则梦飞，下盛则梦堕⑥，

shèn bǎo zé mèng yǔ shèn jī zé mèng qǔ gān qì shèng
甚饱则梦予⑦，甚饥则梦取。肝气盛

zé mèng nù fèi qì shèng zé mèng kū duǎn chóng duō zé
则梦怒，肺气盛则梦哭。短虫多则

mèng jù zhòng cháng chóng duō zé mèng xiāng jī huǐ shāng
梦聚众⑧，长虫多则梦相击毁伤⑨。

shì gù chí mài yǒu dào xū jìng wéi bǎo chūn rì
是故持脉有道，虚静为保⑩。春日

fú rú yú zhī yóu zài bō xià rì zài fū fàn fàn hū wàn
浮，如鱼之游在波；夏日在肤，泛泛乎万

wù yǒu yú qiū rì xià fū zhé chóng jiāng qù dōng rì zài
物有余；秋日下肤，蛰虫将去；冬日在

gǔ zhé chóng zhōu mì jūn zǐ jū shì
骨，蛰虫周密，君子居室。

---

①**春应中规**：春季的脉象圆活而动，如规之象。中，合的意思。规，为圆之器。　②**夏应中矩**：夏季的脉象方正而盛，如矩之象。矩，为方之器。　③**秋应中衡**：秋季的脉象浮毛轻平，如衡之象。衡，求平之器，即秤杆。　④**冬应中权**：冬季的脉象沉石内伏，如权之象。权，计重之器，即秤锤。　⑤**燔灼**：焚烧。　⑥**堕**：从高处跌下。　⑦**予**：赐予；给与。　⑧**短虫**：指蛲虫。　⑨**长虫**：指蛔虫。　⑩**虚**：指医者诊脉之心态。**静**：言诊脉环境，排除干扰。**保**：通"宝"或"葆"，重要宝贵之意。

黄帝内经诵读本

扫一扫 听音频

píng rén qì xiàng lùn piān dì shí bā
平人气象论篇第十八（节选）

huáng dì wèn yuē　　píng rén hé rú
黄帝问曰：平人何如①？

qí bó duì yuē　　rén yì hū mài zài dòng　　yì xī mài yì
岐伯对曰：人一呼脉再动，一吸脉亦

zài dòng　　hū xī dìng xī mài wǔ dòng　　rùn yǐ tài xī
再动。呼吸定息脉五动②，闰以太息③，

mìng yuē píng rén　　píng rén zhě bú bìng yě　　cháng yǐ bú bìng
命曰平人。平人者不病也。常以不病

tiáo bìng rén　　yī bú bìng　　gù wèi bìng rén píng xī　　yǐ tiáo zhī
调病人，医不病，故为病人平息，以调之

wéi fǎ
为法④。

rén yì hū mài yí dòng　　yì xī mài yí dòng　　yuē shǎo
人一呼脉一动，一吸脉一动，曰少

qì　　rén yì hū mài sān dòng　　yì xī mài sān dòng ér zào　　chǐ
气。人一呼脉三动，一吸脉三动而躁，尺

rè yuē bìng wēn　　chǐ bú rè mài huá yuē bìng fēng　　rén yì hū
热曰病温⑤；尺不热脉滑曰病风。人一呼

---

①平人：即阴阳协调、气血平和、气脉正常的健康人。　②呼吸定息：一呼一吸谓之息，一息既尽到换息之时为呼吸定息。　③闰以太息：平人常息之外，间有一息甚长者，是为闰以太息。　④平息：即平调呼吸。调：计算。法：指诊脉方法。　⑤尺：尺肤，即前臂内侧由肘至腕的皮肤。尺肤诊是属切诊内容之一，通过诊察尺肤的不同部位，分候脏腑及全身。其主要方法是触、按，配合望诊，察尺肤以及腕肘关节间肌肤的大小、缓急、滑涩及寒热。目前，此诊法在临床已较少应用。

mài sì dòng yǐ shàng yuē sǐ　mài jué bú zhì yuē sǐ　zhà shū
脉四动以上曰死，脉绝不至曰死，乍疏

zhà shuò yuē sǐ
乍数曰死①。

píng rén zhī cháng qì bǐng yú wèi　wèi zhě　píng rén zhī
平人之常气禀于胃，胃者，平人之

cháng qì yě　rén wú wèi qì yuē nì　nì zhě sǐ
常气也。人无胃气曰逆，逆者死。

扫一扫 听音频

yù jī zhēn zàng lùn piān dì shí jiǔ
玉机真脏论篇第十九（节选）

huáng dì yuē　yú wén xū shí yǐ jué sǐ shēng　yuàn wén
黄帝曰：余闻虚实以决死生，愿闻

qí qíng
其情。

qí bó yuē　wǔ shí sǐ　wǔ xū sǐ
岐伯曰：五实死，五虚死②。

dì yuē　yuàn wén wǔ shí wǔ xū
帝曰：愿闻五实五虚。

qí bó yuē　mài shèng　pí rè　fù zhàng　qián hòu bù
岐伯曰：脉盛，皮热，腹胀，前后不

tōng③　mēn mào④　cǐ wèi wǔ shí　mài xì　pí hán　qì
通③，闷瞀④，此谓五实。脉细、皮寒、气

---

①乍疏乍数：脉至时疾时迟，节律紊乱。　②五实：指邪气壅滞于五脏的实证。五虚：指五脏之气不足的虚证。　③前后：指大小便。　④闷瞀：昏闷烦乱而视物不明。

少、泄利前后、饮食不入，此谓五虚。

帝曰：其时有生者，何也？

岐伯曰：浆粥入胃，泄注止，则虚者活；身汗得后利①，则实者活。此其候也。

三部九候论篇第二十（节选）

扫一扫 听音频

黄帝问曰：余闻九针于夫子②，众多博大，不可胜数。余愿闻要道，以属子孙③，传之后世，著之骨髓，藏之肝肺，歃血而受④，不敢妄泄，令合天道，必有终始，上应天光星辰历纪，下副四时五行⑤。贵贱更立，冬阴夏阳，以人应之

---

①后利：二便通利。　②夫子：古人对老师的尊称。　③属：嘱咐。　④歃血：古代盟会中的一种仪式。盟约宣读后，参加者用口微吸所杀牲之血，以示诚意。　⑤副：符合。

nài hé　　yuàn wén qí fāng
奈何？愿闻其方。

qí bó duì yuē　miào hū zāi wèn yě　　cǐ tiān dì zhī
岐伯对曰：妙乎哉问也！此天地之

zhì shù
至数①。

dì yuē　　yuàn wén tiān dì zhī zhì shù　hé yú rén xíng xuè
帝曰：愿闻天地之至数，合于人形血

qì　　tōng jué sǐ shēng　wéi zhī nài hé
气，通决死生，为之奈何？

qí bó yuē　tiān dì zhī zhì shù　shǐ yú yī　zhōng yú
岐伯曰：天地之至数，始于一，终于

jiǔ yān　　yī zhě tiān　èr zhě dì　sān zhě rén　yīn ér sān
九焉。一者天，二者地，三者人，因而三

zhī　sān sān zhě jiǔ　yǐ yìng jiǔ yě　　gù rén yǒu sān bù
之，三三者九，以应九野②。故人有三部，

bù yǒu sān hòu　yǐ jué sǐ shēng　yǐ chǔ bǎi bìng　yǐ tiáo xū
部有三候，以决死生，以处百病，以调虚

shí　ér chú xié jí
实，而除邪疾。

---

①**至数**：即至极之数，亦天地自然之数。　②**九野**：九宫之方位，即东、西、南、北四方，东南、西南、东北、西北四隅及中央。

jīng mài bié lùn piān dì èr shí yī
经脉别论篇第二十一（节选）

扫一扫 听音频

huáng dì wèn yuē　rén zhī jū chǔ　dòng jìng　yǒng qiè
黄帝问曰：人之居处、动静、勇怯①，

mài yì wèi zhī biàn hū
脉亦为之变乎②？

qí bó duì yuē　fán rén zhī jīng kǒng huì láo dòng jìng
岐伯对曰：凡人之惊恐恚劳动静③，

jiē wèi biàn yě　shì yǐ yè xíng zé chuǎn chū yú shèn　yín qì
皆为变也。是以夜行则喘出于肾，淫气

bìng fèi　yǒu suǒ duò kǒng　chuǎn chū yú gān　yín qì hài
病肺④。有所堕恐，喘出于肝，淫气害

pí　yǒu suǒ jīng kǒng　chuǎn chū yú fèi　yín qì shāng xīn
脾。有所惊恐，喘出于肺，淫气伤心。

dù shuǐ diē pú　chuǎn chū yú shèn yǔ gǔ　dāng shì zhī shí
度水跌仆⑤，喘出于肾与骨，当是之时，

yǒng zhě qì xíng zé yǐ　qiè zhě zé zhuó ér wèi bìng yě　gù
勇者气行则已⑥，怯者则着而为病也。故

yuē　zhěn bìng zhī dào　guān rén yǒng qiè gǔ ròu pí fū　néng zhī
曰：诊病之道，观人勇怯骨肉皮肤，能知

qí qíng　yǐ wéi zhěn fǎ yě
其情，以为诊法也。

---

①居处：指生活环境。动静：指作息劳逸。勇怯：借指体质强弱。　②脉：脉象。　③恚：恼怒。劳：劳心。　④淫气：谓妄行之气。病：伤害之意。　⑤度：通"渡"。　⑥已：止也，此指不发病。

故饮食饱甚，汗出于胃；惊而夺精①，汗出于心；持重远行，汗出于肾；疾走恐惧，汗出于肝；摇体劳苦②，汗出于脾。故春秋冬夏，四时阴阳，生病起于过用，此为常也③。

食气入胃，散精于肝，淫气于筋④。食气入胃，浊气归心⑤，淫精于脉。脉气流经，经气归于肺，肺朝百脉⑥，输精于皮毛。脉合精⑦，行气于腑。腑精神明⑧，留于四脏。气归于权衡⑨，权衡以平，气

---

①夺精：即耗损精气。夺：耗损之意。　②摇体：指辛勤用力劳作，劳力过度的意思。　③常：此处作规律解。　④淫：浸润满溢。此处引申为滋养濡润之意。　⑤浊气：此指稠浊之精气。　⑥肺朝百脉：肺主气，为十二经之首，周身经脉皆朝会于肺，气血运行于诸经，皆赖肺气之推动。朝，当作"潮"解，也有朝会，会合之意。　⑦脉合精：气血相合。　⑧腑精：指脏腑中的精气。神明：指运行正常不乱之意。　⑨权衡：指四时正常脉象。

黄帝内经诵读本

kǒu chéng cùn
口 成 寸①，yǐ jué sǐ shēng以 决 死 生 。

yǐn rù yú wèi　　yóu yì jīng qì　　　shàng shū yú pí
饮 入 于 胃 ， 游 溢 精 气② ， 上 输 于 脾 ；

pí qì sàn jīng　　shàng guī yú fèi　　tōng tiáo shuǐ dào　　xià shū
脾 气 散 精 ， 上 归 于 肺 ， 通 调 水 道③ ， 下 输

páng guāng　　shuǐ jīng sì bù　　wǔ jīng bìng xíng　　hé yú sì
膀 胱 。 水 精 四 布④ ， 五 经 并 行⑤ ， 合 于 四

shí wǔ zàng yīn yáng　　kuí duó yǐ wéi cháng yě
时 五 脏 阴 阳 ， 揆 度 以 为 常 也⑥ 。

脏气法时论篇第二十二（节选）
zàng qì fǎ shí lùn piān dì èr shí èr

扫一扫 听音频

gān sè qīng　　yí shí gān　　jīng mǐ　　　niú ròu zǎo kuí
肝 色 青 ， 宜 食 甘 ， 粳 米⑦ 、 牛 肉 、 枣 、 葵

jiē gān　　xīn sè chì　　yí shí suān　　xiǎo dòu quǎn ròu lǐ
皆 甘 。 心 色 赤 ， 宜 食 酸 ， 小 豆 、 犬 肉 、 李 、

jiǔ jiē suān　　fèi sè bái　　yí shí kǔ　　mài yáng ròu xìng
韭 皆 酸 。 肺 色 白 ， 宜 食 苦 ， 麦 、 羊 肉 、 杏 、

xiè jiē kǔ　　pí sè huáng　　yí shí xián　　dà dòu shǐ ròu
薤 皆 苦⑧ 。 脾 色 黄 ， 宜 食 咸 ， 大 豆 、 豕 肉 、

---

①气口：即寸口，又叫脉口。　②游：浮游。溢：涌溢，形容精气满溢。　③水道：指三焦。肺主气，有宣发肃降的功能，水液代谢，必赖肺之宣降，通过三焦水道进行津液代谢活动。　④水精：泛指水谷化生的精微物质，即气、血、津、液等。　⑤五经：五脏之经脉，此泛指全身经脉。　⑥揆度：揣度，估量。
⑦粳米：稻之不粘者。今指一种介于籼稻、糯稻之间的晚稻品种，米粒短而粗，米质黏性较强，胀性小。
⑧薤：多年生草本植物，地下有圆锥形鳞茎，新鲜鳞茎可作蔬菜，干燥鳞茎可入药。

栗、藿皆咸①。肾色黑，宜食辛，黄黍②、鸡肉、桃、葱皆辛。辛散，酸收，甘缓，苦坚，咸软。毒药攻邪，五谷为养③，五果为助④，五畜为益⑤，五菜为充⑥，气味合而服之⑦，以补精益气。此五者，有辛酸甘苦咸，各有所利，或散或收，或缓或急，或坚或软，四时五脏病，随五味所宜也。

扫一扫 听音频

宣明五气篇第二十三（节选）

五味所入：酸入肝，辛入肺，苦入心，咸入肾，甘入脾。是谓五入。

①藿：豆叶，嫩时可食。　②黍：植物名。古代专指一种子实称黍子的一年生草本作物。子实淡黄色者，去皮后北方通称黄米，性黏，可酿酒。其不黏者，别名穄（jì），亦称稷，可作饭。　③五谷：即粳米、小豆、麦、大豆、黄黍，泛指粮食类。　④五果：即桃、李、杏、栗、枣，泛指多种水果和干果。　⑤五畜：即牛、羊、豕、犬、鸡，泛指多种家禽及家畜。　⑥五菜：即葵、藿、薤、葱、韭，泛指多种蔬菜。　⑦气味：泛指各种食物。

wǔ zàng huà yè　xīn zhǔ hàn　fèi zhǔ tì　　gān zhǔ
五脏化液：心主汗，肺主涕①，肝主

lèi　pí zhǔ xián　shèn zhǔ tuò　　shì wèi wǔ yè
泪，脾主涎②，肾主唾③。是谓五液。

wǔ zàng suǒ zhǔ　xīn zhǔ mài　fèi zhǔ pí　gān zhǔ jīn
五脏所主：心主脉，肺主皮，肝主筋，

pí zhǔ ròu　shèn zhǔ gǔ　　shì wèi wǔ zhǔ
脾主肉，肾主骨。是谓五主。

wǔ láo suǒ shāng　④　jiǔ shì shāng xuè　jiǔ wò shāng qì
五劳所伤④：久视伤血，久卧伤气，

jiǔ zuò shāng ròu　jiǔ lì shāng gǔ　jiǔ xíng shāng jīn　　shì wèi
久坐伤肉，久立伤骨，久行伤筋。是谓

wǔ láo suǒ shāng
五劳所伤。

bǎo mìng quán xíng lùn piān dì èr shí wǔ
宝命全形论篇第二十五（节选）

扫一扫 听音频

huáng dì wèn yuē　tiān fù dì zài　wàn wù xī bèi
黄帝问曰：天覆地载，万物悉备，

mò guì yú rén　　rén yǐ tiān dì zhī qì shēng　sì shí zhī fǎ
莫贵于人。人以天地之气生，四时之法

chéng　　jūn wáng zhòng shù　⑤　jìn yù quán xíng　⑥　xíng zhī jí
成。君王众庶⑤，尽欲全形⑥，形之疾

---

①涕：鼻涕。　②涎：流出嘴外的口水。　③唾：唾液。　④五劳所伤：泛指各种过度劳作对五脏之气的损害。　⑤众庶：指老百姓。　⑥全形：保持身体健全，即养生长寿之意。

病，莫知其情，留淫日深，著于骨髓。心
私虑之，余欲针除其疾病，为之奈何？

岐伯对曰：夫盐之味咸者，其气令器
津泄①；弦绝者，其音嘶败；木敷者②，其叶
发③；病深者，其声哕④。人有此三者，是
谓坏腑，毒药无治，短针无取，此皆绝皮
伤肉⑤，血气争矣。

帝曰：余念其痛，心为之乱惑⑥，反甚
其病，不可更代。百姓闻之，以为残贼⑦，
为之奈何？

岐伯曰：夫人生于地，悬命于天，天
地合气，命之曰人。人能应四时者，天

---

①器：容器。 津泄：水液外泄。　②敷：别本作"陈"，枯老之意。　③其叶发：别本作"其叶落"，可参。
④哕：呃逆之声。　⑤绝皮：皮毛枯槁。　⑥惑：糊涂。　⑦残贼：指凶残暴虐的人。

地为之父母；知万物者①，谓之天子②。天有阴阳，人有十二节③；天有寒暑，人有虚实。能经天地阴阳之化者④，不失四时；知十二节之理者，圣智不能欺也；能存八动之变⑤，五胜更立⑥；能达虚实之数者，独出独入，呿吟至微⑦，秋毫在目⑧。

帝曰：人生有形，不离阴阳；天地合气，别为九野⑨，分为四时。月有大小，日有短长，万物并至，不可胜量，虚实呿吟，敢问其方？

岐伯曰：木得金而伐，火得水而灭，

---

①知万物者：能掌握自然界万物变化规律的人。　②天子：自然之子女。　③十二节：即双侧腕、肘、肩、踝、膝、髋等十二个大关节。　④经：经受，顺应。　⑤八动之变：八方风气的变动。　⑥五胜更立：五行相克，各有衰旺的时间。　⑦呿：张口舒气，呼吸。吟：呻吟。　⑧秋毫：亦作"秋豪"，鸟兽在秋天新长出来的细毛，喻细微之物。　⑨九野：九州的土地。

土得木而达①，金得火而缺，水得土而绝。

万物尽然，不可胜竭②。故针有悬布天

下者五，黔首共余食③，莫知之也。一

曰治神④，二曰知养身，三曰知毒药为

真⑤，四曰制砭石小大，五曰知腑脏血

气之诊。五法俱立，各有所先。今末世

之刺也，虚者实之⑥，满者泄之⑦，此皆

众工所共知也。若夫法天则地，随应

而动，和之者若响，随之者若影。道无

鬼神，独来独往。

帝曰：愿闻其道。

黄帝内经诵读本

---

①达：本义为行不相遇，即不通之谓。　②不可胜竭：即不胜枚举之意。　③黔首：先秦战国对一般百姓的称谓。共：通"供"。余食：剩余的食粮以充税赋。　④治神：精力充沛、神情专注。　⑤知毒药为真：掌握药物治病的要领，以配合针治。　⑥实：指补益之法。　⑦满：指实证。

岐伯曰：凡刺之真，必先治神，五脏
已定，九候已备，后乃存针。众脉不见，
众凶弗闻①。外内相得，无以形先，可玩
往来，乃施于人。

tōng píng xū shí lùn piān dì èr shí bā
通评虚实论篇第二十八（节选）

扫一扫 听音频

huáng dì wèn yuē　　hé wèi xū shí
黄帝问曰：何谓虚实？

qí bó duì yuē　　xié qì shèng zé shí　　jīng qì duó
岐伯对曰：邪气盛则实②，精气夺

zé xū
则虚③。

rè lùn piān dì sān shí yī
热论篇第三十一（节选）

扫一扫 听音频

dì yuē　　rè bìng yǐ yù　　shí yǒu suǒ yí zhě　　hé yě
帝曰：热病已愈④，时有所遗者，何也⑤？

---

①众脉不见，众凶弗闻：指无凶恶脉象呈现，未见五脏败绝征象。　②盛：亢盛。　③夺：夺失。
④热病：感受四时邪气引起的发热类外感病的统称。　⑤遗：余邪未尽之意。

qí bó yuē　zhū yí zhě　rè shèn ér qiǎng shí zhī　gù
岐伯曰：诸遗者，热甚而强食之，故

yǒu suǒ yí yě　ruò cǐ zhě　jiē bìng yǐ shuāi ér　rè yǒu suǒ
有所遗也。若此者，皆病已衰而热有所

cáng　yīn qí gǔ qì xiāng bó①　liǎng rè xiāng hé②　gù yǒu suǒ
藏，因其谷气相薄①，两热相合②，故有所

yí yě
遗也。

dì yuē　bìng rè dāng hé jìn zhī
帝曰：病热当何禁之？

qí bó yuē　bìng rè shǎo yù　shí ròu zé fù③　duō shí
岐伯曰：病热少愈，食肉则复③，多食

zé yí④　cǐ qí jìn yě
则遗④，此其禁也。

扫一扫 听音频

ké lùn piān dì sān shí bā
咳论篇第三十八（节选）

huáng dì wèn yuē　fèi zhī lìng rén ké　hé yě⑤
黄帝问曰：肺之令人咳，何也⑤？

qí bó duì yuē　wǔ zàng liù fǔ jiē lìng rén ké⑥　fēi
岐伯对曰：五脏六腑皆令人咳⑥，非

---

①薄：通"搏"，相互搏结之意。　②两热相合：指病之余热即故热与新食谷气之热相合。　③复：反复。　④遗：迁延难愈。　⑤肺之令人咳：指咳是肺的主要病症。　⑥五脏六腑皆令人咳：五脏六腑病变均可影响肺而致咳。

独^{dú}肺^{fèi}也^{yě}。

帝^{dì}曰^{yuē}：愿^{yuàn}闻^{wén}其^{qí}状^{zhuàng}。

岐^{qí}伯^{bó}曰^{yuē}：皮^{pí}毛^{máo}者^{zhě}，肺^{fèi}之^{zhī}合^{hé}也^{yě}①。皮^{pí}毛^{máo}先^{xiān}受^{shòu}邪^{xié}气^{qì}，邪^{xié}气^{qì}以^{yǐ}从^{cóng}其^{qí}合^{hé}也^{yě}。其^{qí}寒^{hán}饮^{yǐn}食^{shí}入^{rù}胃^{wèi}，从^{cóng}肺^{fèi}脉^{mài}上^{shàng}至^{zhì}于^{yú}肺^{fèi}则^{zé}肺^{fèi}寒^{hán}②，肺^{fèi}寒^{hán}则^{zé}外^{wài}内^{nèi}合^{hé}邪^{xié}，因^{yīn}而^{ér}客^{kè}之^{zhī}③，则^{zé}为^{wèi}肺^{fèi}咳^{ké}。五^{wǔ}脏^{zàng}各^{gè}以^{yǐ}其^{qí}时^{shí}受^{shòu}病^{bìng}④，非^{fēi}其^{qí}时^{shí}，各^{gè}传^{chuán}以^{yǐ}与^{yǔ}之^{zhī}⑤。

人^{rén}与^{yǔ}天^{tiān}地^{dì}相^{xiāng}参^{cān}，故^{gù}五^{wǔ}脏^{zàng}各^{gè}以^{yǐ}治^{zhì}时^{shí}感^{gǎn}于^{yú}寒^{hán}则^{zé}受^{shòu}病^{bìng}⑥。微^{wēi}则^{zé}为^{wéi}咳^{ké}，甚^{shèn}者^{zhě}为^{wéi}泄^{xiè}为^{wéi}痛^{tòng}。乘^{chéng}秋^{qiū}则^{zé}肺^{fèi}先^{xiān}受^{shòu}邪^{xié}⑦，乘^{chéng}春^{chūn}则^{zé}肝^{gān}先^{xiān}受^{shòu}之^{zhī}，乘^{chéng}夏^{xià}则^{zé}心^{xīn}先^{xiān}受^{shòu}之^{zhī}，乘^{chéng}至^{zhì}阴^{yīn}则^{zé}脾^{pí}先^{xiān}受^{shòu}之^{zhī}⑧，

---

①合：此指与五脏存在密切关系的体表组织。　②从肺脉上至于肺则肺寒：肺脉起于中焦，下络大肠，还循胃口，上膈属肺，故寒饮寒食入胃，寒气可循肺脉上入肺中。　③外内合邪：即内外寒邪相合。外，指外感寒邪。内，指内伤寒饮。　④其时：指五脏分别主管的时令，如肝主春，心主夏等。⑤之：此代肺。　⑥治时：此指五脏在一年中分别主管的时令。治：主也。　⑦乘：趁、因也，有乘虚之意。　⑧至阴：即长夏。

chéng dōng zé shèn xiān shòu zhī
乘 冬 则 肾 先 受 之 。

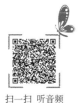

扫一扫 听音频

jǔ tòng lùn piān dì sān shí jiǔ
举痛论篇第三十九（节选）

huáng dì wèn yuē   yú wén shàn yán tiān zhě   bì yǒu yàn
黄 帝 问 曰 ：余 闻 善 言 天 者 ，必 有 验

yú rén   shàn yán gǔ zhě   bì yǒu hé yú jīn   shàn yán rén zhě
于 人 ；善 言 古 者 ，必 有 合 于 今 ；善 言 人 者 ，

bì yǒu yàn yú jǐ①   rú cǐ   zé dào bú huò ér yào shù
必 有 厌 于 己①。 如 此 ，则 道 不 惑 而 要 数

jí   suǒ wèi míng yě   jīn yú wèn yú fū zǐ   lìng yán ér kě
极 ，所 谓 明 也 。 今 余 问 于 夫 子 ，令 言 而 可

zhī   shì ér kě jiàn   mén ér kě dé②   lìng yàn yú jǐ   ér
知 ，视 而 可 见 ，扪 而 可 得②，令 验 于 己 ，而

fā méng jiě huò③   kě dé ér wén hū
发 蒙 解 惑③，可 得 而 闻 乎 ？

qí bó zài bài qǐ shǒu duì yuē④   hé dào zhī wèn yě
岐 伯 再 拜 稽 首 对 曰④：何 道 之 问 也 ？

dì yuē   yuàn wén rén zhī wǔ zàng cù tòng⑤   hé qì
帝 曰 ：愿 闻 人 之 五 脏 卒 痛⑤，何 气

shǐ rán
使 然 ？

---

①厌：合。　②扪：抚按，指令之触诊。　③发蒙：启发蒙昧。解惑：解除疑惑。　④稽首：古代跪拜礼。　⑤卒：突然，后多作"猝"。

岐伯对曰：经脉流行不止，环周不休。寒气入经而稽迟①，泣而不行②。客于脉外则血少，客于脉中则气不通，故卒然而痛。

帝曰：善。余知百病生于气也③。怒则气上，喜则气缓，悲则气消，恐则气下，寒则气收，炅则气泄④，惊则气乱，劳则气耗，思则气结。九气不同，何病之生？

痹论篇第四十三（节选）

扫一扫 听音频

黄帝问曰：痹之安生⑤？

岐伯对曰：风寒湿三气杂至合而为

---

①稽迟：即留止而不行的意思。　②泣：音义并同"涩"。　③气：此指气机失调。　④炅：即热之意。
⑤安生：即怎样发生。

bì yě
痹也①。
qí fēng qì shèng zhě wéi xíng bì
其风气胜者为行痹②，
hán qì shèng zhě
寒气胜者

wéi tòng bì
为痛痹③，
shī qì shèng zhě wéi zhù bì yě
湿气胜者为著痹也④。

扫一扫 听音频

qí bìng lùn piān dì sì shí qī
奇病论篇第四十七（节选）

huáng dì wèn yuē rén yǒu zhòng shēn jiǔ yuè ér yīn
黄帝问曰：人有重身⑤，九月而喑⑥，

cǐ wéi hé yě
此为何也？

qí bó duì yuē bāo zhī luò mài jué yě
岐伯对曰：胞之络脉绝也⑦。

dì yuē hé yǐ yán zhī
帝曰：何以言之？

qí bó yuē bāo luò zhě xì yú shèn shào yīn zhī
岐伯曰：胞络者系于肾⑧，少阴之

mài guàn shèn xì shé běn gù bù néng yán
脉⑨，贯肾系舌本⑩，故不能言。

dì yuē zhì zhī nài hé
帝曰：治之奈何？

①**杂至**：错杂而至。　②**行痹**：感受痹邪以风为主，临床以疼痛、游走无定处为特点的痹证，亦称风痹。　③**痛痹**：感受痹邪以寒为主，临床以疼痛剧烈、痛有定处为特点的痹证，亦称寒痹。　④**著痹**：感受痹邪以湿为主，临床以痛处重滞固定，或顽麻不仁为特点的痹证，亦称湿痹。　⑤**重身**：指妇女妊娠。　⑥**喑**：音哑，不能说出声。　⑦**络脉**：细小的经脉。**绝**：不通。　⑧**系**：连接。　⑨**少阴之脉**：足少阴肾经。　⑩**舌本**：舌根。

岐伯曰：无治也，当十月复①。

帝曰：有病口甘者②，病名为何？何以得之？

岐伯曰：此五气之溢也③，名曰脾瘅④。夫五味入口，藏于胃，脾为之行其精气，津液在脾，故令人口甘也。此肥美之所发也，此人必数食甘美而多肥也。肥者令人内热，甘者令人中满，故其气上溢，转为消渴。

帝曰：人生而有病巅疾者⑤，病名曰何？安所得之？

黄帝内经诵读本

---

①复：恢复正常。　②口甘：嘴中发甜。　③五气：指臊、焦、香、腥、腐五种气味，泛指食物。④脾瘅：病名。是过食肥甘，以口中发甜为主症的疾病，往往能发展为消渴病。　⑤巅疾：癫痫病。巅，同"癫"。

黄帝内经诵读本

qí bó yuē   bìng míng wéi tāi bìng   cǐ dé zhī zài mǔ
岐伯曰：病名为胎病①。此得之在母

fù zhōng shí   qí mǔ yǒu suǒ dà jīng   qì shàng ér bú xià   jīng
腹中时，其母有所大惊，气上而不下，精

qì bìng jū   gù lìng zǐ fā wéi diān jí yě
气并居②，故令子发为巅疾也。

扫一扫 听音频

tiáo jīng lùn piān dì liù shí èr
调经论篇第六十二（节选）

dì yuē   rén yǒu jīng qì jīn yè   sì zhī jiǔ qiào   wǔ
帝曰：人有精气津液，四支九窍，五

zàng shí liù bù   sān bǎi liù shí wǔ jié   nǎi shēng bǎi bìng
脏十六部③，三百六十五节④，乃生百病，

bǎi bìng zhī shēng   jiē yǒu xū shí   jīn fū zǐ nǎi yán yǒu yú
百病之生，皆有虚实。今夫子乃言有余

yǒu wǔ   bù zú yì yǒu wǔ   hé yǐ shēng zhī hū
有五，不足亦有五，何以生之乎？

qí bó yuē   jiē shēng yú wǔ zàng yě   fú xīn cáng
岐伯曰：皆生于五脏也。夫心藏

shén   fèi cáng qì   gān cáng xuè   pí cáng ròu   shèn cáng zhì
神⑤，肺藏气，肝藏血，脾藏肉，肾藏志，

①胎病：即先天性疾病。俗称胎里疾。　②精：指人体精气。气：指大惊而逆乱之气。并居：夹杂。
③十六部：可指手足十二经脉及奇经八脉中的任、督、阴跷、阳跷四脉。　④节：此指腧穴。　⑤心藏神：
神气藏居于心中。

ér cǐ chéng xíng
而此成形①。志意通，内连骨髓，而成

shēn xíng wǔ zàng wǔ zàng zhī dào jiē chū yú jīng suì yǐ
身形五脏。五脏之道，皆出于经隧②，以

xíng xuè qì xuè qì bù hé bǎi bìng nǎi biàn huà ér shēng
行血气。血气不和，百病乃变化而生。

shì gù shǒu jīng suì yān
是故守经隧焉③。

biāo běn bìng chuán lùn piān dì liù shí wǔ
标本病传论篇第六十五（节选）

扫一扫 听音频

huáng dì wèn yuē bìng yǒu biāo běn cì yǒu nì cóng
黄帝问曰：病有标本④，刺有逆从⑤，

nài hé
奈何？

qí bó duì yuē fán cì zhī fāng bì bié yīn yáng
岐伯对曰：凡刺之方，必别阴阳，

qián hòu xiāng yìng nì cóng dé shī biāo běn xiāng yí
前后相应，逆从得施，标本相移⑥。

gù yuē yǒu qí zài biāo ér qiú zhī yú biāo yǒu qí zài
故曰：有其在标而求之于标，有其在

素问　标本病传论篇第六十五

黄帝内经诵读本

①形：人体。　②经隧：指经脉。　③守经隧：保持经脉气血的通畅。守，即保持。　④标本：标本
是一个相对的概念，所指甚多，此指病之先后、主次。一般先发生的病证、主要病证为本；后发生的病证、
次要病证、变化的病证为标。　⑤刺有逆从：针刺治病有逆治、从治之别。逆治，指病在本而治标，病在
标而治本。从治，指病在本而治本，病在标而治标。　⑥标本相移：根据病情决定对本病和标病治疗的
先后或逆从。标本不是固定的，而是可以互相转移变化的。

71

本而求之于本，有其在本而求之于标，有其在标而求之于本。故治有取标而得者，有取本而得者，有逆取得者，有从取而得者。故知逆与从，正行无问①，知标本者，万举万当；不知标本，是谓妄行。

夫阴阳、逆从、标本之为道也，小而大②，言一而知百病之害；少而多③，浅而博④，可以言一而知百也⑤。以浅而知深，察近而知远，言标与本，易而勿及。治反为逆，治得为从。

---

①正行无问：正确施行治疗原则，不需疑虑。　②小而大：由小到大。　③少而多：从少到多。
④浅而博：由粗浅到广博。　⑤一：总指阴阳逆从标本之理。

黄帝内经诵读本

天元纪大论篇第六十六（节选）

tiān yuán jì dà lùn piān dì liù shí liù

扫一扫 听音频

tài xū liáo kuò　zhào jī huà yuán　wàn wù zī shǐ
太虚寥廓①，肇基化元②，万物资始，

wǔ yùn zhōng tiān　bù qì zhēn líng　zǒng tǒng kūn yuán　jiǔ
五运终天③，布气真灵④，捴统坤元⑤。九

xīng xuán lǎng　qī yào zhōu xuán　yuē yīn yuē yáng　yuē róu yuē
星悬朗⑥，七曜周旋⑦，曰阴曰阳，曰柔曰

gāng　yōu xiǎn jì wèi　hán shǔ chí zhāng　shēng shēng huà
刚。幽显既位⑧，寒暑弛张⑨。生生化

huà　pǐn wù xián zhāng
化，品物咸章⑩。

hán shǔ zào shī fēng huǒ　tiān zhī yīn yáng yě　sān yīn sān
寒暑燥湿风火，天之阴阳也，三阴三

yáng shàng fèng zhī　mù huǒ tǔ jīn shuǐ huǒ　dì zhī yīn yáng
阳上奉之。木火土金水火⑪，地之阴阳

yě　shēng zhǎng huà shōu cáng xià yìng zhī　tiān yǐ yáng shēng yīn
也，生长化收藏下应之。天以阳生阴

---

①**太虚**：谓宇宙。**寥廓**：古代谓宇宙的元气状态。　②**肇基**：谓始创基业。**化元**：造化的本原。
③**五运终天**：五行终日运行不止。　④**布气真灵**：谓宇宙布真气，因其生化之机，而造就物性之灵明。
⑤**捴统**：总括之意。捴，同"总"。**坤元**：指地之功德能生养万物。　⑥**九星**：指古天文学中的天蓬、天芮、
天冲、天辅、天禽、天心、天任、天柱、天英九星。　⑦**七曜**：指日、月和金、木、水、火、土五星。　⑧**幽显**：
阴阳物象中如晦暗、秋冬、夜属阴，为幽；光明、春夏、昼属阳，为显。**既位**：谓已就其位。　⑨**弛张**：在此
有往来之义。　⑩**品物咸章**：意为使宇宙万物各具形象。　⑪**火**：火分君火和相火，以配三阴三阳，故
此处五行有二火。

黄帝内经诵读本

zhǎng　dì yǐ yáng shā yīn cáng　　tiān yǒu yīn yáng　　dì yì yǒu
长，地以阳杀阴藏。天有阴阳，地亦有

yīn yáng　　gù yáng zhōng yǒu yīn　　yīn zhōng yǒu yáng
阴阳。故阳中有阴，阴中有阳。

扫一扫 听音频

五运行大论篇第六十七（节选）
wǔ yùn háng dà lùn piān dì liù shí qī

fú yīn yáng zhě　　shǔ zhī kě shí　　tuī zhī kě bǎi
夫阴阳者，数之可十①，推之可百，

shǔ zhī kě qiān　tuī zhī kě wàn　　tiān dì yīn yáng zhě　bù yǐ
数之可千，推之可万。天地阴阳者，不以

shù tuī　　yǐ xiàng zhī wèi yě
数推，以象之谓也②。

扫一扫 听音频

六微旨大论篇第六十八（节选）
liù wēi zhǐ dà lùn piān dì liù shí bā

chū rù fèi zé shén jī huà miè　　shēng jiàng xī zé qì
出入废则神机化灭③，升降息则气

lì gū wēi　　gù fēi chū rù　　zé wú yǐ shēng zhǎng zhuàng
立孤危④。故非出入，则无以生长壮

---

①数：动词，计算。　②数：即数字，是将物象所蕴涵的意义经过数学抽象而形成，用数字来表示某种抽象意义，是一种经过量化的象。象：是蕴涵着某种抽象意义的物象，其来源于具体事物的形象。
③神机：指存在于生命体内部的代谢活动。　④气立：指生命体内部与所生外部环境的代谢活动。

老已；非升降，则无以生长化收藏。

是以升降出入，无器不有①。故器者生

化之宇②。器散则分之③，生化息矣。故

无不出入，无不升降，化有小大，期有

近远④。四者之有，而贵常守，反常则

灾害至矣。

至真要大论篇第七十四（节选）

扫一扫 听音频

帝曰：善。夫百病之生也，皆生于

风寒暑湿燥火，以之化之变也。经言盛

者泻之，虚则补之。余锡以方士⑤，而方

---

①器：指器物或物体。　②宇：器宇。　③散：此指形坏不存。　④**化有小大，期有近远**：生化有大小，死期有远近，如朝菌晦朔，蟪蛄春秋，此化之小，期之近者；冥灵大椿，千百岁为春，千百岁为秋，此化之大，期之远者。　⑤**锡**：同"赐"，即赏赐，引申为"给"。

黄帝内经诵读本

shì yòng zhī shàng wèi néng shí quán　yú yù lìng yào dào bì xíng
士用之尚未能十全，余欲令要道必行，

fú gǔ xiāng yìng　　yóu bá cì xuě wū　　gōng qiǎo shén shèng
桴鼓相应①，犹拔刺雪污②，工巧神圣③，

kě dé wén hū
可得闻乎？

qí bó yuē　shěn chá bìng jī　　wú shī qì yí　　cǐ
岐伯曰：审察病机④，无失气宜⑤，此

zhī wèi yě
之谓也。

dì yuē　　yuàn wén bìng jī hé rú
帝曰：愿闻病机何如？

qí bó yuē　　zhū fēng diào xuàn　　jiē shǔ yú gān⑦　　zhū
岐伯曰：诸风掉眩⑥，皆属于肝⑦。诸

hán shōu yǐn⑧　　jiē shǔ yú shèn　　zhū qì fèn yù　　jiē shǔ yú
寒收引⑧，皆属于肾。诸气膹郁⑨，皆属于

fèi　　zhū shī zhǒng mǎn　　jiē shǔ yú pí　　zhū rè mào chì⑪
肺。诸湿肿满⑩，皆属于脾。诸热瞀瘛⑪，

jiē shǔ yú huǒ　　zhū tòng yǎng chuāng　　jiē shǔ yú xīn　　zhū
皆属于火。诸痛痒疮⑫，皆属于心。诸

---

①桴鼓：鼓槌与鼓。比喻相应迅速。　②雪：拭擦，洗涤。　③工巧神圣：意为通过四诊就能全面掌握病情，喻指医生四诊技术极为高明。《难经·六十一难》云："望而知之谓之神，闻而知之谓之圣，问而知之谓之工，切脉而知之谓之巧。"　④病机：病变之机要、关键。　⑤气宜：自然界六气主时的规律。⑥诸：此处宜作"多种""大多"解，下同。风：动风之证。掉：肢体不由自主的动摇或震颤。眩：即眩晕，头目眩晕、视物旋转、站立不稳。　⑦皆：此处也宜作"多种""大多"解，下同。　⑧寒：寒证。收引：筋脉拘急以致形体蜷缩、痉挛。　⑨气：气机不利。膹：气机上逆以致呼吸急迫、喘促。郁：气机郁滞以致咳嗽、胸闷。⑩湿：水湿阻滞之证。肿：水肿。满：胀满。⑪热：热证。瞀：头目昏蒙，神志昏糊。瘛：手足抽搐。⑫痛：各种痛证。痒：皮肤搔痒。疮：皮肤疮疡。

jué gù xiè
厥固泄①，皆属于下②。诸痿喘呕③，皆属
zhū wěi chuǎn ǒu jiē shǔ

jiē shǔ yú xià
于上④。诸禁鼓慄⑤，如丧神守⑥，皆属
yú shàng zhū jìn gǔ lì rú sàng shén shǒu jiē shǔ

于火。诸痉项强⑦，皆属于湿。诸逆
yú huǒ zhū jìng xiàng qiáng jiē shǔ yú shī zhū nì

冲上⑧，皆属于火。诸腹胀大⑨，皆属
chōng shàng jiē shǔ yú huǒ zhū fù zhàng dà jiē shǔ

于热。诸躁狂越⑩，皆属于火。诸暴
yú rè zhū zào kuáng yuè jiē shǔ yú huǒ zhū bào

强直⑪，皆属于风。诸病有声⑫，鼓之
qiáng zhí jiē shǔ yú fēng zhū bìng yǒu shēng gǔ zhī

如鼓⑬，皆属于热。诸病胕肿⑭，疼酸惊
rú gǔ jiē shǔ yú rè zhū bìng fù zhǒng téng suān jīng

骇⑮，皆属于火。诸转反戾⑯，水液浑浊⑰，
hài jiē shǔ yú huǒ zhū zhuǎn fǎn lì shuǐ yè hún zhuó

---

①厥:病证名,这里指阳气衰于下而致手足厥冷的寒厥和阴气衰于下而致手足灼热的热厥。固:二便不通。泄:二便失禁。　②下:身体下部的脏腑如肾等。　③痿:病证名,症见形体枯萎、软弱无力,痿废不用。　④上:身体上部的脏腑如肺。　⑤禁:通"噤",牙关紧闭,口噤不开。鼓:鼓颔,即上下牙齿相击。栗:战栗,即全身寒战发抖。　⑥如丧神守:形容鼓颔战栗等肢体动作不能自控,犹如失去神明之主持作用。　⑦痉:病名,症见牙关紧闭、项背强急、角弓反张。项强:项部强硬不舒,转动困难。⑧逆冲上:指气机气促上逆的病证,如呕吐、呃逆、嗳气、气喘、吐血等,亦有发病急暴、其声高亢有力之意。　⑨胀:腹部胀满。腹大:腹部膨隆。　⑩躁:躁扰不宁。狂:神志错乱。越:言行乖戾,有违常理。⑪暴:突然,形容发病急。强直:四肢伸而不屈,躯体仰而不俯。　⑫病有声:指肠鸣、嗳气之类发出声响的病证。　⑬鼓之如鼓:指叩击腹部如打鼓之声,即腹胀、肠鸣之证。第一个"鼓",指叩击,"如鼓"指叩得之声如同鼓响。　⑭胕肿:皮肤痈肿,肉腐化脓而溃烂。胕,通"腐"。⑮疼酸惊骇:全身疼痛酸楚难言,神志怵惕惊恐不安。　⑯转:身体扭转。反:角弓反张。戾:身体曲而不直。　⑰水液:指体内排出的各种液体,如尿、痰、涕、涎、唾、汗、白带等分泌物。

jiē shǔ yú rè　　zhū bìng shuǐ yè　　chéng chè qīng lěng　　jiē
皆属于热。诸病水液，澄澈清冷①，皆

shǔ yú hán　　zhū ǒu tù suān　　bào zhù xià pò　　jiē shǔ
属于寒。诸呕吐酸②，暴注下迫③，皆属

yú rè　　gù　dà yào　yuē　　jǐn shǒu bìng jī　gè sī qí
于热。故《大要》曰④：谨守病机，各司其

shǔ　　yǒu zhě qiú zhī　　wú zhě qiú zhī　　shèng zhě zé zhī　　xū
属⑤，有者求之，无者求之，盛者责之，虚

zhě zé zhī　　bì xiān wǔ shèng　　shū qí xuè qì　　lìng qí tiáo
者责之，必先五胜⑥，疏其血气，令其调

dá　　ér zhì hé píng　　cǐ zhī wèi yě
达，而致和平。此之谓也。

扫一扫 听音频

zhù zhì jiào lùn piān dì qī shí wǔ
著至教论篇第七十五（节选）

huáng dì zuò míng táng　　zhào léi gōng　ér wèn zhī yuē
黄帝坐明堂⑦，召雷公⑧而问之曰：

zǐ zhī yī zhī dào hū
子知医之道乎？

---

①澄澈清冷：指水液透明清稀而寒冷。　②吐酸：口泛酸水。　③暴注：指突然剧烈的泄泻。下迫：泻前腹中窘迫疼痛，急迫欲泻，难以忍耐，即里急后重。　④《大要》：上古失传的古医籍名。　⑤司：掌管，引申为掌握。属：主属、隶属，即疾病本质的归属。　⑥五胜：本指天之五运五行之气更为胜气，亦可以引申而理解联系五脏之气更胜关系。　⑦明堂：古代帝王宣明政教的地方。凡朝会、祭祀、庆赏、选士、养老、教学等大典，都在此举行。　⑧雷公：相传为与黄帝同一时期的名医之一。

léi gōng duì yuē　　sòng ér pō néng jiě　　jiě ér wèi
雷公对曰：诵而颇能解①，解而未

néng bié　　bié ér wèi néng míng　　míng ér wèi néng zhāng　　　zú
能别，别而未能明，明而未能彰②。足

yǐ zhì qún liáo　　　bù zú zhì hóu wáng　　yuàn dé shù tiān zhī
以治群僚③，不足至侯王。愿得树天之

dù　　sì shí yīn yáng hé zhī　　bié xīng chén yǔ rì yuè guāng　　yǐ
度，四时阴阳合之，别星辰与日月光，以

zhāng jīng shù　　hòu shì yì míng　　shàng tōng shén nóng　　　zhù zhì
彰经术，后世益明。上通神农④，著至

jiào　　nǐ yú èr huáng
教，疑于二皇⑤。

dì yuē　　shàn　　　wú shī zhī　　cǐ jiē yīn yáng biǎo
帝曰：善！无失之，此皆阴阳、表

lǐ　　shàng xià　　cí xióng xiāng shū yìng yě　　ér dào　　shàng zhī
里、上下、雌雄相输应也。而道，上知

tiān wén　　xià zhī dì lǐ　　zhōng zhī rén shì　　　kě yǐ cháng
天文，下知地理，中知人事⑥，可以长

jiǔ　　　yǐ jiào zhòng shù　　　yì bù yí dài　　yī dào lùn piān
久。以教众庶⑦，亦不疑殆。医道论篇，

kě chuán hòu shì　　kě yǐ wéi bǎo
可传后世，可以为宝。

---

①解：理解，解析。　②彰：发扬光大。　③僚：同朝为官之人。　④神农：传说中古代农业和医药的发明者。　⑤二皇：指伏羲、神农这两位传说中的皇帝。　⑥人事：人情事理。　⑦众庶：普通老百姓。

79

扫一扫 听音频

shì cóng róng lùn piān dì qī shí liù
示从容论篇第七十六（节选）

fú shèng rén zhī zhì bìng　xún fǎ shǒu dù　yuán wù bǐ
夫圣人之治病，循法守度，援物比

lèi①　huà zhī míng míng②　xún shàng jí xià　hé bì shǒu jīng
类①，化之冥冥②，循上及下，何必守经？

扫一扫 听音频

shū wǔ guò lùn piān dì qī shí qī
疏五过论篇第七十七

huáng dì yuē　wū hū yuǎn zāi　mǐn mǐn hū ruò shì
黄帝曰：呜呼远哉！闵闵乎若视

shēn yuān③　ruò yíng fú yún　shì shēn yuān shàng kě cè　yíng
深渊③，若迎浮云。视深渊尚可测，迎

fú yún mò zhī qí jì　shèng rén zhī shù　wéi wàn mín shì④
浮云莫知其际。圣人之术，为万民式④，

lùn cái zhì yì⑤　bì yǒu fǎ zé　xún jīng shǒu shù　àn
论裁志意⑤，必有法则。循经守数，按

xún yī shì　wéi wàn mín fù⑥　gù shì yǒu wǔ guò⑦　rǔ
循医事，为万民副⑥。故事有五过⑦，汝

---

①**援物比类**：此指类比推理方法。援物，借物喻他。比类，同类相比，辨别异同。　②**化之冥冥**：通过思考，深入分析，能掌握隐藏于内的事物变化本质。冥冥，幽深之意。　③**闵闵**：此言医道深奥玄远。
④**式**：模式，榜样。　⑤**裁**：裁度，估量。　⑥**副**：辅助。　⑦**五过**：指医疗上易犯的五种过失。

黄帝内经诵读本

zhī zhī hū
知之乎？

léi gōng bì xí zài bài yuē　chén nián yòu xiǎo　méng yú
雷公避席再拜曰：臣年幼小，蒙愚

yǐ huò　bù wén wǔ guò　bǐ lèi xíng míng　xū yǐn qí jīng　xīn
以惑，不闻五过，比类形名，虚引其经，心

wú suǒ duì
无所对。

dì yuē　fán zhěn bìng zhě　bì wèn cháng guì hòu jiàn
帝曰：凡诊病者，必问尝贵后贱①，

suī bú zhòng xié　bìng cóng nèi shēng　míng yuē tuō yíng　cháng
虽不中邪，病从内生，名曰脱营②。尝

fù hòu pín　míng yuē shī jīng　wǔ qì liú lián　bìng yǒu suǒ
富后贫，名曰失精③。五气留连，病有所

bìng　yī gōng zhěn zhī　bú zài zàng fǔ　bú biàn qū xíng
并④。医工诊之，不在脏腑，不变躯形，

zhěn zhī ér yí　bù zhī bìng míng　shēn tǐ rì jiǎn　qì xū wú
诊之而疑，不知病名。身体日减，气虚无

jīng　bìng shēn wú qì　sǎ sǎ rán shí jīng　bìng shēn zhě　yǐ
精，病深无气，洒洒然时惊⑤。病深者，以

qí wài hào yú wèi　nèi duó yú róng　liáng gōng suǒ shī　bù zhī
其外耗于卫，内夺于荣。良工所失，不知

---

①尝贵后贱：谓曾位居显贵而现已失势。　②脱营：情志抑郁所致以营血亏虚为主的虚损性疾病。
③失精：情志抑郁所致以精气亏损为主的虚损性疾病。　④五气留连，病有所并：情志郁结致五脏之气
滞留不行使病情日益趋重。　⑤洒洒然：寒栗貌。

bìng qíng　　cǐ yì zhì zhī yī guò yě
病情，此亦治之一过也。

fán yù zhěn bìng zhě　　bì wèn yǐn shí jū chù　　bào lè
凡欲诊病者，必问饮食居处。暴乐

bào kǔ①　　shǐ lè hòu kǔ　　jiē shāng jīng qì　　jīng qì jié jué
暴苦①，始乐后苦，皆伤精气，精气竭绝，

xíng tǐ huǐ jǔ②　　bào nù shāng yīn　　bào xǐ shāng yáng　　jué qì
形体毁沮②。暴怒伤阴，暴喜伤阳，厥气

shàng xíng　　mǎn mài qù xíng　　yú yī zhì zhī　　bù zhī bǔ xiè
上行，满脉去形。愚医治之，不知补泻，

bù zhī bìng qíng　　jīng huá rì tuō③　　xié qì nǎi bìng④　　cǐ zhì
不知病情，精华日脱③，邪气乃并④，此治

zhī èr guò yě
之二过也。

shàn wéi mài zhě　　bì yǐ bǐ lèi　　qí héng cóng róng zhī
善为脉者，必以比类、奇恒、从容知

zhī⑤　　wéi gōng ér bù zhī dào　　cǐ zhěn zhī bù zú guì　　cǐ zhì
之⑤，为工而不知道，此诊之不足贵，此治

zhī sān guò yě
之三过也。

zhěn yǒu sān cháng⑥　　bì wèn guì jiàn　　fēng jūn bài shāng⑦
诊有三常⑥，必问贵贱。封君败伤⑦，

①暴：急骤，猛烈。　②毁沮：摧毁，破坏。　③精华：此指人体内的精气。　④并：聚合。　⑤比类、奇恒、从容：三者均指上古失传的古医籍篇名。　⑥三常：指贵贱、贫富、苦乐。　⑦封君败伤：过去高官权贵，现在失势破落。

及欲侯王。故贵脱势，虽不中邪，精神

内伤，身必败亡。始富后贫，虽不伤邪，

皮焦筋屈①，痿躄为挛②。医不能严③，不

能动神，外为柔弱，乱至失常④，病不能

移，则医事不行，此治之四过也。

凡诊者，必知终始，有知余绪⑤，切

脉问名，当合男女，离绝菀结⑥，忧恐喜

怒。五脏空虚，血气离守。工不能知，何

术之语。尝富大伤，斩筋绝脉⑦，身体复

行，令泽不息⑧，故伤败结，留薄归阳，脓

积寒炅。粗工治之，亟刺阴阳，身体解

---

①**皮焦筋屈**：皮肤毫毛焦枯不泽,筋脉拘挛。　②**痿躄**:痿的通称。**挛**:筋脉拘挛。　③**医不能严**:医生态度不严肃,没有严格要求病人。　④**乱至失常**:诊治失其常法。　⑤**有**:通"又"。**余绪**:即枝节末端。　⑥**离绝菀结**:指离愁别恨,思绪万千,怀抱悒郁。　⑦**斩筋绝脉**:筋脉营养不足,犹如断绝。　⑧**泽**:指濡养人体的津液。

散①，四肢转筋，死日有期。医不能明，不问所发，唯言死日，亦为粗工，此治之五过也。

凡此五者，皆受术不通，人事不明也。故曰：圣人之治病也，必知天地阴阳，四时经纪②，五脏六腑，雌雄表里，刺灸砭石，毒药所主。从容人事，以明经道，贵贱贫富，各异品理③，问年少长，勇怯之理，审于分部，知病本始，八正九候④，诊必副矣⑤。

治病之道，气内为宝⑥，循求其理。

---

①解散：离散；分散。　②经纪：规律，秩序。　③品理：即品德。　④八正：指二分（春分、秋分）、二至（夏至、冬至）、四立（立春、立夏、立秋、立冬）八个节气。九候：指切脉的三部九候。　⑤副：符合，全面。　⑥气内为宝：治病的关键在于探求体内元气的强弱。

qiú zhī bù dé　　guò zài biǎo lǐ　　shǒu shù jù zhì　　wú shī yú
求之不得，过在表里。守数据治，无失俞

lǐ①　　néng xíng cǐ shù　zhōng shēn bú dài　　bù zhī yú lǐ
理①。能行此术，终身不殆。不知俞理，

wǔ zàng yù rè②　　yōng fā liù fǔ　　zhěn bìng bù shěn　　shì wèi
五脏菀热②，痈发六腑。诊病不审，是谓

shī cháng　　jǐn shǒu cǐ zhì　　yǔ jīng xiāng míng　　shàng jīng
失常。谨守此治，与经相明。《上经》

xià jīng　　kuí duó yīn yáng　　qí héng wǔ zhōng　　jué yǐ míng
《下经》，揆度阴阳，奇恒五中，决以明

táng③　　shěn yú zhōng shǐ④　　kě yǐ héng xíng
堂③，审于终始④，可以横行。

chěng sì shī lùn piān dì qī shí bā
徵四失论篇第七十八⑤

扫一扫 听音频

huáng dì zài míng táng　　léi gōng shì zuò　　huáng dì yuē
黄帝在明堂，雷公侍坐。黄帝曰：

fū zǐ suǒ tōng shū shòu shì　　zhòng duō yǐ　　shì yán dé shī zhī
夫子所通书受事，众多矣。试言得失之

yì　　suǒ yǐ dé zhī　　suǒ yǐ shī zhī
意，所以得之，所以失之。

---

①俞理：俞穴所治的道理。　②菀：同"郁"。　③明堂：中医学中明堂有广义、狭义之分，狭义者指鼻，广义者指整个面部。此指面部望诊。　④终始：审察疾病发生、发展的全过程。　⑤徵：通"惩"，惩戒。

雷公对曰：循经受业①，皆言十全，其时有过失者，请闻其事解也。

帝曰：子年少智未及邪②？将言以杂合耶？夫经脉十二，络脉三百六十五，此皆人之所明知，工之所循用也。所以不十全者，精神不专，志意不理，外内相失③，故时疑殆④。诊不知阴阳逆从之理。此治之一失也。

受师不卒⑤，妄作杂术⑥，谬言为道⑦，更名自功，妄用砭石，后遗身咎⑧。此治之二失也。

---

①循：根据。经：医学经典著作。受：接受。　②邪：通"耶"。语气词。　③外内相失：不能将外在症状与内在病变联系起来综合分析。　④疑殆：犹言疑惑不解。　⑤卒：完毕，结束。　⑥妄作杂术：盲目施行各种不正确的医术。　⑦谬：谬误，差错。　⑧咎：灾祸，罪责。

不适贫富贵贱之居，坐之薄厚①，形之寒温，不适饮食之宜，不别人之勇怯，不知比类，足以自乱，不足以自明。此治之三失也。

诊病不问其始，忧患饮食之失节，起居之过度，或伤于毒，不先言此，卒持寸口②，何病能中？妄言作名，为粗所穷③。此治之四失也。

是以世人之语者，驰千里之外，不明尺寸之论，诊无人事。治数之道，从容之葆④，坐持寸口，诊不中五脉，百病所起，始以自怨，遗师其咎⑤。是故治不能循

①坐之薄厚：此指居处环境的优劣。 ②卒：仓促。 ③为粗所穷：谓粗枝大叶，后患无穷。 ④葆：通"保"。 ⑤遗师其咎：诊病中碰到困难，归罪老师传授不好。

lǐ　qì shù yú shì　　wàng zhì shí yù　yú xīn zì dé　　wū
理，弃术于市①，妄治时愈，愚心自得。鸣

hū　　yǎo yǎo míng míng　　shú zhī qí dào　　dào zhī dà zhě
呼！窈窈冥冥②，孰知其道？道之大者，

nǐ　yú tiān dì　　pèi yú sì hǎi　rǔ bù zhī dào zhī yù　shòu
拟于天地，配于四海，汝不知道之谕，受

yǐ míng wéi huì
以明为晦③。

扫一扫 听音频

fāng shèng shuāi lùn piān dì　bā shí
方盛衰论篇第八十（节选）

shì　yǐ shèng rén chí zhěn zhī dào　xiān hòu yīn yáng ér
是以圣人持诊之道，先后阴阳而

chí zhī　　qí héng zhī shì　nǎi liù shí shǒu④　zhěn hé wēi
持之，《奇恒之势》乃六十首④，诊合微

zhī shì⑤　　zhuī yīn yáng zhī biàn⑥　zhāng wǔ zhōng zhī qíng⑦
之事⑤，追阴阳之变⑥，章五中之情⑦。

qí zhōng zhī lùn　qǔ xū shí zhī yào　dìng wǔ dù zhī shì⑧
其中之论，取虚实之要，定五度之事⑧，

zhī cǐ nǎi zú yǐ zhěn　　shì yǐ qiè yīn bù dé yáng　zhěn xiāo
知此乃足以诊。是以切阴不得阳，诊消

---

　①弃术于市：言其医术被集市众人所弃。　②窈窈冥冥：微妙精深貌。　③受以明为晦：即使老师讲得明白，还是无法彻底了解清楚。　④《奇恒之势》乃六十首：指古代医经《奇恒之势》中所载的六十首诊法。　⑤诊合微之事：把各种点滴细微的诊察所得，综合起来进行分析。　⑥追阴阳之变：探求阴阳盛衰变化的规律。追，寻求，推求。　⑦章五中之情：明辨五脏病情。章，同"彰"，有彰明之意。
⑧定五度之事：确定脉、脏、肉、筋、俞的阴阳属性。

wáng
亡。

dé yáng bù dé yīn shǒu xué bú zhàn zhī zuǒ bù zhī
得阳不得阴，守学不湛，知左不知

yòu zhī yòu bù zhī zuǒ zhī shàng bù zhī xià zhī xiān bù
右，知右不知左，知上不知下，知先不

zhī hòu gù zhì bù jiǔ zhī chǒu zhī shàn zhī bìng zhī bú
知后，故治不久。知丑知善，知病知不

bìng zhī gāo zhī xià zhī zuò zhī qǐ zhī xíng zhī zhǐ yòng
病，知高知下，知坐知起，知行知止，用

zhī yǒu jì zhěn dào nǎi jù wàn shì bú dài
之有纪，诊道乃具，万世不殆。

qǐ suǒ yǒu yú zhī suǒ bù zú duó shì shàng xià
起所有余，知所不足。度事上下，

mài shì yīn gé
脉事因格①。

---

①脉事因格：在全面揆度病情的基础上穷究脉诊的道理。

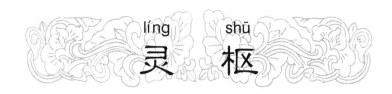

灵　枢

扫一扫 听音频

九针十二原第一（节选）

余子万民，养百姓，而收其租税。余哀其不给，而属有疾病①。余欲勿使被毒药，无用砭石，欲以微针通其经脉②，调其血气，营其逆顺出入之会。令可传于后世，必明为之法。令终而不灭，久而不绝，易用难忘，为之经纪。异其章，别其表里，为之终始，令各有形，先立《针经》③。

---

①给：供养。　②微针：即下文所说毫针，此处可代指九针。　③针经：晋代名医皇甫谧曾据此将《灵枢》命名为《针经》。

黄帝内经诵读本

九针之名，各不同形：一曰镵针①，长一寸六分；二曰员针②，长一寸六分；三曰锓针③，长三寸半；四曰锋针④，长一寸六分；五曰铍针⑤，长四寸，广二分半；六曰员利针⑥，长一寸六分；七曰毫针⑦，长三寸六分；八曰长针⑧，长七寸；九曰大针⑨，长四寸。镵针者，头大末锐，去泻阳气；员针者，针如卵形，揩摩分间⑩，不得伤肌肉，以泻分气；锓针者，锋如黍粟之锐，主按脉勿陷，以致其

①镵针：长1.6寸，针头大而针尖锐利，可用于浅刺泄热。镵，尖锐锋利。　②员针：即圆针，长1.6寸，针身粗大，针尖呈卵圆形，可用于按摩皮肉。员，同"圆"，下同。　③锓针：长3.5寸，针身粗大而尖圆如黍粟，可用于按脉候气，治疗脉气虚少者。　④锋针：长1.6寸，针身为三棱形，针锋三面有口，十分锐利，可用于刺络放血。　⑤铍针：长4寸，宽2.5分，形如剑锋，可用于排脓放血，治疗痈肿。　⑥员利针：即圆利针，长1.6寸，圆而且锐，针身中部微粗，可用于治疗急性痹证。　⑦毫针：长3.6寸，针身较细，针尖如蚊虻的口器一样尖锐，可用于治寒热痹痛在经络者，能扶正祛邪。　⑧长针：又称芒针，长7寸，针身较大，针锋锐利，可用于病变位置较深的痹证。　⑨大针：长4寸，针身粗，针锋微圆，可用于关节水肿。　⑩揩摩：即抚摸。分间：分肉之间。分肉指肌肉，前人称肌肉外层为白肉，内层为赤肉，赤白相分，或谓肌肉间界限分明，故名。

气；锋针者，刃三隅，以发痼疾①；铍针者，末如剑锋，以取大脓；员利针者，尖如氂，且员且锐，中身微大，以取暴气②；毫针者，尖如蚊虻喙③，静以徐往④，微以久留之而养，以取痛痹；长针者，锋利身长，可以取远痹；大针者，尖如梃⑤，其锋微员，以泻机关之水也⑥。九针毕矣。

刺之而气不至，无问其数；刺之而气至⑦，乃去之，勿复针。针各有所宜，各不同形，各任其所为。刺之要，气至而有效，效之信⑧，若风之吹云，明乎若见苍

---

①隅：弦，直角三角形的斜边。**痼疾**：积久难治的病。　②**暴气**：指突然发病的急性病。　③**蚊虻**：一种危害牲畜的虫类，以口尖利器刺入牛马等皮肤，使之流血，并产卵其中，亦指蚊子。**喙**：鸟兽等的嘴。
④**徐往**：指进针手法，缓慢进针。　⑤**梃**：棍棒。　⑥**机关**：指关节。　⑦**气至**：谓经气来至，在针灸中又称得气。　⑧**信**：征候，表现。

tiān
天。

cì zhī dào bì yǐ
刺之道毕矣。

wǔ zàng yǒu liù fǔ　liù fǔ yǒu shí èr yuán　shí èr
五脏有六腑，六腑有十二原①，十二

yuán chū yú sì guān　sì guān zhǔ zhì wǔ zàng　wǔ zàng yǒu
原出于四关②，四关主治五脏。五脏有

jí　dāng qǔ zhī shí èr yuán　shí èr yuán zhě　wǔ zàng zhī suǒ
疾，当取之十二原。十二原者，五脏之所

yǐ bǐng sān bǎi liù shí wǔ jié zhī huì yě　wǔ zàng yǒu jí
以禀三百六十五节之会也③。五脏有疾

yě　yìng chū shí èr yuán　ér yuán gè yǒu suǒ chū　míng zhī qí
也，应出十二原，而原各有所出，明知其

yuán　dǔ qí yìng　ér zhī wǔ zàng zhī hài yǐ
原，睹其应，而知五脏之害矣。

yáng zhōng zhī shào yīn　fèi yě　qí yuán chū yú tài yuān
阳中之少阴，肺也，其原出于太渊④，

tài yuān èr　yáng zhōng zhī tài yáng　xīn yě　qí yuán chū yú
太渊二。阳中之太阳，心也，其原出于

dà líng⑤　dà líng èr　yīn zhōng zhī shào yáng　gān yě　qí
大陵⑤，大陵二。阴中之少阳，肝也，其

yuán chū yú tài chōng⑥　tài chōng èr⑦　yīn zhōng zhī zhì yīn
原出于太冲⑥，大冲二⑦。阴中之至阴，

---

①十二原：指分布在人体肘、膝、胸、脐等处的十二个原穴，即五脏和膏、肓的十二个原穴，具体所指见下文。　②四关：即肘、腕、膝、踝四大关节。　③节：此指腧穴。　④太渊：穴位名，在腕掌侧横纹桡侧，桡动脉搏动处。　⑤大陵：穴位名，在腕掌横纹的中点处，当掌长肌腱与桡侧腕屈肌腱之间。　⑥太冲：穴位名，在足背侧，当第1跖骨间隙的后方凹陷处。　⑦大：通"太"。

脾也，其原出于太白①，太白二。阴中之太阴，肾也，其原出于太溪②，太溪二。膏之原，出于鸠尾③，鸠尾一。肓之原，出于脖胦④，脖胦一。凡此十二原者，主治五脏六腑之有疾者也。

今夫五脏之有疾也，譬犹刺也⑤，犹污也⑥，犹结也，犹闭也⑦。刺虽久，犹可拔也；污虽久，犹可雪也；结虽久，犹可解也；闭虽久，犹可决也⑧。或言久疾之不可取者，非其说也。夫善用针者，取其疾也⑨，犹拔刺也，犹雪污也，犹解结也，犹

---

①**太白**：穴位名，在足内侧缘，当足大趾本节（第1跖趾关节）后下方赤白肉际凹陷处。　②**太溪**：穴位名，在足内侧，内踝后方，当内踝尖与跟腱之间的凹陷处。　③**鸠尾**：穴位名，在上腹部，前正中线上，当胸剑结合部下1寸。　④**脖胦**：穴位名，位于腹正中线脐下一寸半，即气海穴，又名下气海、下肓、肓之原等名称。　⑤**譬**：比如。　⑥**污**：即污染。　⑦**闭**：壅障之意。　⑧**决**：排除壅塞，疏通水道。　⑨**取**：治疗之意。

jué bì yě　　　jí suī jiǔ　　yóu kě bì yě①　　　yán bù kě zhì

决闭也。疾虽久，犹可毕也①。言不可治

zhě　　wèi dé qí shù yě

者，未得其术也。

běn shū dì èr
本输第二（节选）

扫一扫　听音频

fèi hé dà cháng　　dà cháng zhě　　chuán dǎo zhī fǔ　　　xīn

肺合大肠，大肠者，传道之腑。心

hé xiǎo cháng　　xiǎo cháng zhě　　shòu chéng zhī fǔ　　　gān hé dǎn

合小肠，小肠者，受盛之腑。肝合胆，

dǎn zhě　　zhōng jīng zhī fǔ②　　　pí hé wèi　　wèi zhě　　wǔ gǔ zhī

胆者，中精之腑②。脾合胃，胃者，五谷之

fǔ　　　shèn hé páng guāng　　páng guāng zhě　　jīn yè zhī fǔ yě　　　shǎo

腑。肾合膀胱，膀胱者，津液之腑也。少

yīn shǔ shèn　　shèn shàng lián fèi　　gù jiàng liǎng zàng③　　　sān jiāo

阴属肾，肾上连肺，故将两脏③。三焦

zhě　　zhōng dú zhī fǔ yě④　　　shuǐ dào chū yān　　shǔ páng guāng⑤

者，中渎之腑也④，水道出焉，属膀胱⑤，

shì gū zhī fǔ yě⑥　　　shì liù fǔ zhī suǒ yǔ hé zhě

是孤之腑也⑥。是六腑之所与合者。

---

　　①毕：治愈之意。　②中精之腑：胆藏胆汁，精气所化，清而不浊，故为中精之腑。　③将：统率之意。
两脏：一指与肾相表里的膀胱，一指与少阴肾脉相连的肺。在津液代谢中，肾为水脏，膀胱为水腑，肺通
调水道，三者关系密切。　④**中渎之腑**：三焦是体内水液通行之道，故称中渎之腑。中，谓脏腑之中。渎，
水道。　⑤**属**：络属。　⑥**孤**：孤有二义，一指孤独无偶；一指独特，不同于一般，二者皆可。

灵枢　本输第二

黄帝内经诵读本

95

扫一扫 听音频

邪气脏腑病形第四（节选）
xié qì zàng fǔ bìng xíng dì sì

黄帝曰：阴之与阳也①，异名同类，
huáng dì yuē yīn zhī yǔ yáng yě yì míng tóng lèi

上下相会，经络之相贯，如环无端。邪
shàng xià xiāng huì jīng luò zhī xiāng guàn rú huán wú duān xié

之中人，或中于阴，或中于阳，上下左
zhī zhòng rén huò zhòng yú yīn huò zhòng yú yáng shàng xià zuǒ

右，无有恒常，其故何也？
yòu wú yǒu héng cháng qí gù hé yě

岐伯曰：诸阳之会②，皆在于面③。
qí bó yuē zhū yáng zhī huì jiē zài yú miàn

中人也，方乘虚时及新用力，若饮食
zhòng rén yě fāng chéng xū shí jí xīn yòng lì ruò yǐn shí

汗出，腠理开，而中于邪。中于面则
hàn chū còu lǐ kāi ér zhòng yú xié zhòng yú miàn zé

下阳明④，中于项则下太阳⑤，中于颊则
xià yáng míng zhòng yú xiàng zé xià tài yáng zhòng yú jiá zé

下少阳⑥，中于膺、背、两胁亦中其经⑦。
xià shào yáng zhòng yú yīng bèi liǎng xié yì zhòng qí jīng

---

①阴：此处指手足三阴经。阳：此处指手足三阳经。 ②诸阳：指手足三阳经。会：交会。 ③皆在于面：手足三阳经交会于头面部。 ④阳明：指足阳明经。 ⑤太阳：指足太阳经。 ⑥少阳：指足少阳经。 ⑦膺：指胸部。其经：相应的三阳经。

黄帝曰：其中于阴，奈何？

岐伯答曰：中于阴者，常从臂胻①始。夫臂与胻，其阴皮薄②，其肉淖泽③，故俱受于风，独伤其阴④。

黄帝曰：邪之中人脏，奈何？

岐伯曰：愁忧恐惧则伤心，形寒寒饮则伤肺⑤。以其两寒相感⑥，中外皆伤，故气逆而上行。有所堕坠，恶血留内⑦，若有所大怒，气上而不下，积于胁下则伤肝。有所击仆⑧，若醉入房⑨，汗出当风则伤脾⑩。有所用力举重⑪，若入房

---

①胻：指足胫部。　②阴：此指内侧。　③淖泽：作柔润解。　④阴：此处指手足三阴经。　⑤形寒：身体受外来寒邪侵袭。寒饮：饮食过于寒凉。　⑥两寒：即前文所说形寒与寒饮。　⑦恶血：体内之瘀血。　⑧仆：跌倒。　⑨入房：进行房事。　⑩当：对着，向着。　⑪举重：劳力负重。

guò dù　hàn chū yù shuǐ zé shāng shèn
过度，汗出浴水则伤肾。

huáng dì wèn yú qí bó yuē　shǒu miàn yǔ shēn xíng yě
黄帝问于岐伯曰：首面与身形也，

zhǔ gǔ lián jīn　tóng xuè hé yú qì ěr　tiān hán zé liè dì
属骨连筋，同血合于气耳。天寒则裂地

líng bīng①　qí cù hán②　huò shǒu zú xiè duò　rán ér qí miàn
凌冰①，其卒寒②，或手足懈惰，然而其面

bú yì hé yě
不衣，何也？

qí bó dá yuē　shí èr jīng mài　sān bǎi liù shí wǔ
岐伯答曰：十二经脉，三百六十五

luò　qí xuè qì jiē shàng yú miàn ér zǒu kǒng qiào③　qí jīng yáng
络，其血气皆上于面而走空窍③，其精阳

qì shàng zǒu yú mù ér wéi jīng　qí bié qì zǒu yú ěr ér wéi
气上走于目而为睛，其别气走于耳而为

tīng　qí zōng qì shàng chū yú bí ér wéi xiù④　qí zhuó qì chū
听，其宗气上出于鼻而为臭④，其浊气出

yú wèi zǒu chún shé ér wéi wèi　qí qì zhī jīn yè jiē shàng
于胃走唇舌而为味。其气之津液皆上

xūn yú miàn　ér pí yòu hòu　qí ròu jiān　gù rè shèn　hán bù
熏于面，而皮又厚，其肉坚，故热甚，寒不

---

①凌：结冰。　②卒：同"猝"。　③空窍：指上七窍。　④宗气：中医名词，由肺吸入的自然界清气与脾胃所化生的水谷精气相结合而成，积聚于胸中，灌注于心肺，主要功能是出喉咙而司呼吸，灌心脉而行气血。

néng shèng zhī yě
能 胜 之 也。

huáng dì yuē xié zhī zhòng rén qí bìng xíng hé rú
黄 帝 曰：邪 之 中 人，其 病 形 何 如？

qí bó yuē xū xié zhī zhòng shēn yě sǎ xī dòng
岐 伯 曰：虚 邪 之 中 身 也 ①，洒 淅 动

xíng zhèng xié zhī zhòng rén yě wēi xiān jiàn yú sè bù
形 ②；正 邪 之 中 人 也 ③，微，先 见 于 色，不

zhī yú shēn ruò yǒu ruò wú ruò wáng ruò cún yǒu xíng wú
知 于 身，若 有 若 无，若 亡 若 存，有 形 无

xíng mò zhī qí qíng
形，莫 知 其 情。

huáng dì yuē shàn zāi
黄 帝 曰：善 哉。

huáng dì wèn yú qí bó yuē yú wén zhī jiàn qí sè
黄 帝 问 于 岐 伯 曰：余 闻 之，见 其 色，

zhī qí bìng mìng yuē míng àn qí mài zhī qí bìng mìng
知 其 病，命 曰 明 ④；按 其 脉，知 其 病，命

yuē shén wèn qí bìng zhī qí chù mìng yuē gōng yú
曰 神 ⑤；问 其 病，知 其 处，命 曰 工 ⑥。余

yuàn wén jiàn ér zhī zhī àn ér dé zhī wèn ér jí zhī wéi
愿 闻 见 而 知 之，按 而 得 之，问 而 极 之，为

---

①虚邪:指致病的邪气。邪气乘虚而入,令人致病,故称。 ②洒淅:寒栗之貌。 ③正邪:正邪相
对于虚邪而言,对人体的损害较小的致病邪气。 ④明:指医术高明。 ⑤神:指医术神灵。 ⑥工:
指医术擅长。

黄帝内经诵读本

zhī nài hé
之奈何？

qí bó dá yuē fú sè mài yǔ chǐ zhī xiāng yìng yě rú
岐伯答曰：夫色脉与尺之相应也，如

fú gǔ yǐng xiǎng zhī xiāng yìng yě bù dé xiāng shī yě cǐ
桴鼓影响之相应也①，不得相失也。此

yì běn mò gēn yè zhī shū hòu yě gù gēn sǐ zé yè kū yǐ
亦本末根叶之殊候也，故根死则叶枯矣。

sè mài xíng ròu bù dé xiāng shī yě gù zhī yī zé wèi gōng zhī
色脉形肉不得相失也，故知一则为工，知

èr zé wèi shén zhī sān zé shén qiě míng yǐ
二则为神，知三则神且明矣。

扫一扫 听音频

shòu yāo gāng róu dì liù
寿夭刚柔第六（节选）

huáng dì wèn yú shào shī yuē yú wén rén zhī shēng yě
黄帝问于少师曰②：余闻人之生也，

yǒu gāng yǒu róu yǒu ruò yǒu qiáng yǒu duǎn yǒu cháng yǒu yīn yǒu
有刚有柔，有弱有强，有短有长，有阴有

yáng yuàn wén qí fāng
阳，愿闻其方。

shào shī dá yuē yīn zhōng yǒu yīn yáng zhōng yǒu yáng
少师答曰：阴中有阴，阳中有阳，

---

①影响：起作用，施加作用。 ②少师：传说中与黄帝同时期的名医之一。

shěn zhī yīn yáng　　cì zhī yǒu fāng　　dé bìng suǒ shǐ　cì zhī yǒu
审 知 阴 阳 ， 刺 之 有 方 。 得 病 所 始 ， 刺 之 有

lǐ　jǐn duó bìng duān　　　yǔ shí xiāng yìng　　nèi hé yú wǔ zàng
理 ， 谨 度 病 端 ① ， 与 时 相 应 。 内 合 于 五 脏

liù fǔ　wài hé yú jīn gǔ pí fū　　shì gù nèi yǒu yīn yáng
六 腑 ， 外 合 于 筋 骨 皮 肤 ， 是 故 内 有 阴 阳 ，

wài yì yǒu yīn yáng　　zài nèi zhě　　wǔ zàng wéi yīn　liù fǔ wéi
外 亦 有 阴 阳 。 在 内 者 ， 五 脏 为 阴 ， 六 腑 为

yáng　zài wài zhě　　jīn gǔ wéi yīn　　pí fū wéi yáng
阳 ； 在 外 者 ， 筋 骨 为 阴 ， 皮 肤 为 阳 。

huáng dì wèn yú bó gāo yuē　　yú wén xíng yǒu huǎn jí
黄 帝 问 于 伯 高 曰 ： 余 闻 形 有 缓 急 ，

qì yǒu shèng shuāi　gǔ yǒu dà xiǎo　　ròu yǒu jiān cuì　　pí yǒu hòu
气 有 盛 衰 ， 骨 有 大 小 ， 肉 有 坚 脆 ， 皮 有 厚

bó　qí yǐ lì shòu yāo　　nài hé
薄 ， 其 以 立 寿 天 ② ， 奈 何 ？

bó gāo dá yuē　xíng yǔ qì xiāng rèn zé shòu　　bù xiāng
伯 高 答 曰 ： 形 与 气 相 任 则 寿 ③ ， 不 相

rèn zé yāo　　pí yǔ ròu xiāng guǒ zé shòu　　bù xiāng guǒ zé yāo
任 则 天 ； 皮 与 肉 相 裹 则 寿 ， 不 相 裹 则 天 ；

xuè qì jīng luò shèng xíng zé shòu　　bú shèng xíng zé yāo
血 气 经 络 胜 形 则 寿 ， 不 胜 形 则 天 。

huáng dì yuē　　hé wèi xíng zhī huǎn jí
黄 帝 曰 ： 何 谓 形 之 缓 急 ？

①端：头绪。　②立：确定。寿天：寿命的长短。　③任：相当，相称。

黄帝内经诵读本

伯高答曰：形充而皮肤缓者则寿①，形充而皮肤急者则夭②。形充而脉坚大者顺也，形充而脉小以弱者气衰，衰则危矣。若形充而颧不起者骨小，骨小则夭矣。形充而大肉䐃坚而有分者肉坚③，肉坚则寿矣；形充而大肉无分理不坚者肉脆，肉脆则夭矣。此天之生命④，所以立形定气而视寿夭者。必明乎此立形定气，而后以临病人，决死生。

黄帝曰：余闻寿夭，无以度之。

伯高答曰：墙基卑⑤，高不及其地者⑥，不满三十而死；其有因加疾者，不及二十而

---

①缓：宽绰，宽松。　②急：紧，缩紧。　③䐃：肌肉积聚之处。　④天之生命：指先天造就的生命基础，即先天禀赋。　⑤墙基：指面部四旁骨骼。卑：低下。　⑥地：指面部之肉。

sǐ yě
死也。

huáng dì yuē xíng qì zhī xiāng shèng yǐ lì shòu yāo
黄帝曰：形气之相胜，以立寿夭

nài hé
奈何？

bó gāo dá yuē píng rén ér qì shèng xíng zhě shòu bìng ér
伯高答曰：平人而气胜形者寿；病而

xíng ròu tuō① qì shèng xíng zhě sǐ xíng shèng qì zhě wēi yǐ
形肉脱①，气胜形者死，形胜气者危矣。

huáng dì yuē cì hán bì nà rè② nài hé
黄帝曰：刺寒痹内热②，奈何？

bó gāo dá yuē cì bù yī zhě③ yǐ huǒ cuì zhī④
伯高答曰：刺布衣者③，以火焠之④。

cì dà rén zhě⑤ yǐ yào yù zhī⑥
刺大人者⑤，以药熨之⑥。

běn shén dì bā
本神第八

扫一扫 听音频

huáng dì wèn yú qí bó yuē fán cì zhī fǎ xiān bì
黄帝问于岐伯曰：凡刺之法，先必

---

①脱：肉剥皮去骨。　②寒痹：以寒邪为主引起的痹证。内热：即纳热，谓温其经，使热气内入，血脉流通之意。内，同"纳"。　③布衣：借指平民。古代平民不能衣锦绣，故称。　④焠：烧也，即烧针法。《内经》指火针。后世发展为如近世所用的雷火针之类。　⑤大人：指在高位者，如王公贵族。　⑥药熨：以药物烧热敷患处。

本于神①。血、脉、营、气、精、神，此五脏之所藏也。至其淫泆离脏则精失②，魂魄飞扬，志意恍乱，智虑去身者，何因而然乎？天之罪与？人之过乎？何谓德、气、生、精、神、魂、魄、心、意、志、思、智、虑？请问其故。

　　岐伯答曰：天之在我者，德也③；地之在我者，气也④。德流气薄而生者也⑤。故生之来谓之精⑥，两精相搏谓之神⑦，随神往来者谓之魂，并精而出入者谓之

黄帝内经诵读本

---

　　①神：精神意识活动。　　②淫泆：绵延不绝。泆，通"溢"。　　③德：天德即天之正常运行变化。天气为阳，表现为自然界的气候，如阳光雨露等，是天赋予人类生存的基本条件。　　④气：地气即地之正常运行变化。地气为阴，表现为大地蕴育长养万物，如五谷杂粮等，是地赋予人类生存的基本条件。　　⑤德流气薄：天之阳气下降、地之阴气上升，阴阳相互搏结，生命由此而产生。薄，同"搏"。　　⑥精：先天之精。⑦两精：可指父母之精。神：此指精神活动。

魄，所以任物者谓之心①，心之所忆谓之意②，意之所存谓之志③，因志而存变谓之思，因思而远慕谓之虑④，因虑而处物谓之智。

故智者之养生也，必顺四时而适寒暑，和喜怒而安居处，节阴阳而调刚柔⑤，如是则僻邪不至⑥，长生久视⑦。

是故怵惕思虑者则伤神⑧，神伤则恐惧，流淫而不止⑨。因悲哀动中者⑩，竭绝而失生⑪。喜乐者，神惮散而不藏⑫。

黄帝内经诵读本

---

①任物：言心担任着分析、认识与处理事物的职能，具体过程即下文意、志、思、虑、智。任，担任。物，事物。　②意：意念，为心主任物之始，指心生念头而尚未决定。　③志：志向，为意念已定。　④远慕：指对事物进行多方分析，深思远虑，即有远见之谓。虑：深思远虑，计划未来、预测结果。　⑤节阴阳：节制房事。阴阳，指男女。刚柔：可代指阴阳。　⑥僻邪：致病的邪气。僻，不正的意思。　⑦长生久视：健康长寿。视，活，生存。　⑧怵惕：惊恐之意。　⑨流淫：指滑精、二便失禁等一类的疾病。　⑩动：扰动。中：指内脏。　⑪生：生机。　⑫惮散：指因过喜而致血气离散。

愁忧者，气闭塞而不行。盛怒者，迷惑而不治①。恐惧者，神荡惮而不收②。

心，怵惕思虑则伤神，神伤则恐惧自失③，破䐃脱肉④，毛悴色夭⑤，死于冬。

脾，愁忧不解则伤意，意伤则悗乱⑥，四肢不举⑦，毛悴色夭，死于春。

肝，悲哀动中则伤魂，魂伤则狂忘不精⑧，不精则不正，当人阴缩而挛筋⑨，两胁骨不举，毛悴色夭，死于秋。

肺，喜乐无极则伤魄，魄伤则狂，狂者意不存人⑩，皮革焦⑪，毛悴色夭，死

---

①**迷惑**：神志迷乱。**不治**：不能自治。　②**荡惮**：神气动荡恐惧。**不收**：不能自持。　③**自失**：失去自我控制。　④**破䐃脱肉**：形容肌肉削减，极度消瘦的样子。　⑤**悴**：枯萎，憔悴。　⑥**悗乱**：指心胸烦乱。　⑦**不举**：无力举起。　⑧**忘**：通"妄"。　⑨**阴缩**：证名。男女前阴器内缩之病证。　⑩**意不存人**：此指旁若无人。　⑪**皮革焦**：皮毛焦枯。

于夏。

肾，盛怒而不止则伤志，志伤则喜忘其前言，腰脊不可以俯仰屈伸，毛悴色夭，死于季夏①。

恐惧而不解则伤精，精伤则骨酸痿厥，精时自下②。是故五脏主藏精者也，不可伤，伤则失守而阴虚③，阴虚则无气，无气则死矣。是故用针者，察观病人之态，以知精神魂魄之存亡得失之意，五者以伤，针不可以治之也。

肝藏血④，血舍魂。肝气虚则恐，实

黄帝内经诵读本

---

①季夏：即长夏。 ②精时自下：类似于前文提及滑精、二便失禁等一类的疾病的表现。 ③阴虚：此指五脏精气亏损。 ④藏：在本文中当随文而变义，分别可理解为蓄藏、主宰、化生等意。

则怒。

脾藏营，营舍意。脾气虚则四肢不用，五脏不安，实则腹胀，经溲不利①。

心藏脉，脉舍神。心气虚则悲，实则笑不休。

肺藏气，气舍魄。肺气虚，则鼻塞不利②，少气；实则喘喝③，胸盈仰息④。

肾藏精，精舍志。肾气虚则厥⑤，实则胀⑥，五脏不安。

必审五脏之病形，以知其气之虚实，谨而调之也。

---

①经溲：别本"经"作"泾"，可从。泾溲，指小便。　②塞：别本作"息"字，可从。　③喘喝：喘促有声。
④胸盈：指胸部胀满。仰息：仰面呼吸。　⑤厥：指寒厥、热厥证。　⑥胀：指水肿胀满。

zhōng shǐ dì jiǔ
终 始 第 九（节选）

扫一扫 听音频

fán cì zhī jìn　xīn nà wù cì　　xīn cì wù nà　　　yǐ
凡 刺 之 禁：新 内 勿 刺①，新 刺 勿 内。已

zuì wù cì　yǐ cì wù zuì　　xīn nù wù cì　yǐ cì wù nù
醉 勿 刺，已 刺 勿 醉。新 怒 勿 刺，已 刺 勿 怒。

xīn láo wù cì　yǐ cì wù láo　yǐ bǎo wù cì　yǐ cì wù
新 劳 勿 刺，已 刺 勿 劳。已 饱 勿 刺，已 刺 勿

bǎo　　yǐ jī wù cì　yǐ cì wù jī　yǐ kě wù cì　yǐ
饱。已 饥 勿 刺，已 刺 勿 饥。已 渴 勿 刺，已

cì wù kě　　dà jīng dà kǒng　bì dìng qí qì　nǎi cì zhī
刺 勿 渴。大 惊 大 恐，必 定 其 气，乃 刺 之。

chéng chē lái zhě　　wò ér xiū zhī　　rú shí qǐng nǎi cì zhī
乘 车 来 者，卧 而 休 之，如 食 顷 乃 刺 之②。

chū xíng lái zhě　　zuò ér xiū zhī　　rú xíng shí lǐ qǐng nǎi cì zhī
出 行 来 者，坐 而 休 之，如 行 十 里 顷 乃 刺 之。

fán cǐ shí èr jìn zhě　qí mài luàn qì sàn　nì qí yíng
凡 此 十 二 禁 者，其 脉 乱 气 散，逆 其 营

wèi　jīng qì bú cì　　yīn ér cì zhī　　zé yáng bìng rù yú yīn
卫，经 气 不 次。因 而 刺 之，则 阳 病 入 于 阴，

yīn bìng chū yú yáng　　zé xié qì fù shēng　　cū gōng wù chá
阴 病 出 于 阳，则 邪 气 复 生。粗 工 勿 察③，

---

①内：此指行房事。　②顷：左右，指时间。　③粗工：水平低下的医生。粗，粗劣。

shì wèi fá shēn　　 xíng tǐ yín yì　　　　 nǎi xiāo nǎo suǐ　 jīn yè
是谓伐身。形体淫泆①，乃消脑髓，津液

bú huà　 tuō qí wǔ wèi　 shì wèi shī qì yě
不化，脱其五味，是谓失气也②。

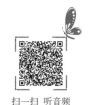
扫一扫 听音频

jīng mài dì shí
经脉第十（节选）

huáng dì yuē　 rén shǐ shēng　　 xiān chéng jīng　 jīng chéng
黄帝曰：人始生③，先成精④，精成

ér nǎo suǐ shēng　 gǔ wéi gàn　　 mài wéi yíng　　 jīn wéi gāng
而脑髓生；骨为干⑤，脉为营⑥，筋为刚⑦，

ròu wéi qiáng　 pí fū jiān ér máo fà zhǎng　　 gǔ rù yú wèi　 mài
肉为墙；皮肤坚而毛发长。谷入于胃，脉

dào yǐ tōng　 xuè qì nǎi xíng
道以通，血气乃行。

léi gōng yuē　　 yuàn zú wén jīng mài zhī shǐ shēng
雷公曰⑧：愿卒闻经脉之始生。

huáng dì yuē　 jīng mài zhě　 suǒ yǐ néng jué sǐ shēng　 chǔ
黄帝曰：经脉者，所以能决死生，处

bǎi bìng　 tiáo xū shí　　 bù kě bù tōng
百病，调虚实⑨，不可不通⑩。

---

①**形体淫泆**：指酸痛而无力。泆，通"溢"。　②**失气**：精气消亡。　③**始生**：指胚胎形成。④**精**：指构成生命的原始物质，即先天之精。　⑤**干**：枝干。　⑥**营**：运行。　⑦**刚**：同"纲"，维系之意。　⑧**雷公**：传说中与黄帝同时期的名医之一。　⑨**调**：调和。　⑩**通**：通晓，精通。

黄帝内经诵读本

肺手太阴之脉，起于中焦①，下络大肠②，还循胃口③，上膈属肺④。从肺系横出腋下⑤，下循臑内⑥，行少阴、心主之前⑦，下肘中，循臂内，上骨下廉⑧，入寸口，上鱼⑨，循鱼际⑩，出大指之端⑪；其支者⑫，从腕后直出次指内廉，出其端。

大肠手阳明之脉，起于大指次指之端⑬，循指上廉，出合谷两骨之间⑭，上入两筋之中⑮，循臂上廉，入肘外廉，上臑外前廉，上肩，出髃骨之前廉⑯，上

①中焦：指中焦胃中脘。　②络：联络。凡经脉与其为表里之脏腑相连曰络。　③还：经脉去而复返曰还。胃口：指胃的上、下口，即贲门、幽门。　④膈：指胸腹腔之间的横膈膜。属：凡经脉与本脏腑相连曰属。　⑤肺系：与肺相连通的气管、喉咙等组织。腋：腋窝。　⑥臑：肘上肩下曰臑。　⑦少阴、心主：指手少阴心经和手厥阴心包经。　⑧臂：此指肘下部位。上骨：上行至桡骨。　⑨鱼：手腕之前，大拇指关节之间的肌肉隆起，形如鱼，俗谓之鱼。　⑩鱼际：鱼的边缘。　⑪大指：指大拇指。　⑫支：分支。　⑬大指次指之端：指食指尖端内侧。　⑭合谷：穴名，位于手背虎口处，于第一掌骨与第二掌骨间陷中。　⑮两筋之中：指手腕部前外侧两筋陷中的阳溪穴处。　⑯髃骨：指肩胛骨与锁骨关节部的肩峰，即肩髃穴处。

chū yú zhù gǔ zhī huì shàng
出于柱骨之会上①，

xià rù quē pén luò fèi xià
下入缺盆络肺②，下

gé zhǔ dà cháng qí zhī zhě cóng quē pén shàng jǐng guàn jiá rù
膈属大肠；其支者，从缺盆上颈贯颊，入

xià chǐ zhōng hái chū xié kǒu jiāo rén zhōng zuǒ zhī yòu
下齿中，还出挟口③，交人中④，左之右，

yòu zhī zuǒ shàng xié bí kǒng
右之左，上挟鼻孔。

wèi zú yáng míng zhī mài qǐ yú bí zhī jiāo è zhōng
胃足阳明之脉，起于鼻之交頞中⑤，

páng nà tài yáng zhī mài xià xún bí wài rù shàng chǐ zhōng
旁纳太阳之脉⑥，下循鼻外，入上齿中，

hái chū xié kǒu huán chún xià jiāo chéng jiāng què xún yí hòu
还出挟口，环唇⑦，下交承浆⑧，却循颐后

xià lián chū dà yíng xún jiá chē shàng ěr qián guò kè
下廉⑨，出大迎⑩，循颊车⑪，上耳前，过客

zhǔ rén xún fà jì zhì é lú qí zhī zhě cóng dà yíng
主人⑫，循发际，至额颅⑬；其支者，从大迎

qián xià rén yíng xún hóu lóng rù quē pén xià gé zhǔ wèi
前下人迎⑭，循喉咙，入缺盆，下膈，属胃，

---

①柱骨:指颈椎骨。会上:即大椎穴处,第7颈椎棘突下凹陷中。六阳经脉均会于大椎,故曰会上。　②缺盆:指肩下锁骨上陷中,即缺盆穴处。　③挟:并行于两侧曰挟。　④交:经脉彼此交叉曰交。人中:穴位名,位于鼻下、上嘴唇沟的上三分之一与下三分之一交界处。　⑤頞:鼻根部,又称山根。　⑥旁约太阳之脉:谓在鼻根两旁与足太阳经相会。　⑦环:围绕其周围曰环。　⑧承浆:穴位名,在人体的面部,当颏唇沟的正中凹陷处。　⑨却:进而退转曰却。颐:指口腔的下部,俗称下巴。　⑩大迎:穴位名,在面部下颌角前方咬肌附着部前缘,当面动脉搏动处。　⑪颊车:穴位名,在面颊部,下颌角前上方,耳下大约一横指,咀嚼时肌肉隆起时出现的凹陷处。　⑫客主人:即耳前手少阳经上关穴,在耳前,下关直上,当颧弓的上缘凹陷处。　⑬额颅:指前额骨部发下眉上处。　⑭人迎:穴位名,在颈部,结喉旁开1.5寸,胸锁乳突肌的前缘。

络脾；其直者①，从缺盆下乳内廉，下挟
脐，入气街中②；其支者，起于胃口，下循
腹里，下至气街中而合，以下髀关③，抵
伏兔④，下膝膑中⑤，下循胫外廉⑥，下足
跗⑦，入中指内间⑧；其支者，下廉三寸而
别，下入中指外间；其支者，别跗上，入
大指间⑨，出其端。

脾足太阴之脉，起于大指之端，循
指内侧白肉际⑩，过核骨后⑪，上内踝前
廉⑫，上踹内⑬，循胫骨后，交出厥阴之

---

①直：直行的分支。　②气街：又名气冲，穴位名，位于少腹下方毛际两旁鼠蹊上一寸处。鼠蹊即腹股沟。　③髀关：在大腿前上方的横纹处，又为穴名。髀，大腿。　④伏兔：大腿前外侧隆起处之肌肉，其形有如兔伏，故名。　⑤膑：音义同"髌"，即膝盖骨。　⑥胫：即小腿，又称为"胻"。　⑦跗：脚背。⑧中指：足中趾。　⑨大指：足大趾。　⑩白肉际：指手足掌背两面的交界处，交界处的背面曰赤肉，掌面曰白肉。　⑪核骨：足大趾本节后内侧凸出的圆骨。其形如果之核，故名。　⑫踝：胫骨下端两侧隆起之高骨，足内侧高骨曰内踝。　⑬踹：即小腿肚。

qián ① shàng xī gǔ nèi qián lián rù fù zhǔ pí luò wèi shàng
前 ①，上 膝 股 内 前 廉，入 腹 属 脾 络 胃，上

gé xié yān lián shé běn sǎn shé xià qí zhī zhě fù
膈，挟 咽，连 舌 本 ②，散 舌 下；其 支 者，复

cóng wèi bié shàng gé zhù xīn zhōng
从 胃，别 上 膈，注 心 中。

xīn shǒu shǎo yīn zhī mài qǐ yú xīn zhōng chū zhǔ xīn
心 手 少 阴 之 脉，起 于 心 中，出 属 心

xì ③ xià gé luò xiǎo cháng qí zhī zhě cóng xīn xì shàng xié
系 ③，下 膈 络 小 肠；其 支 者，从 心 系 上 挟

yān xì mù xì qí zhí zhě fù cóng xīn xì què shàng fèi
咽，系 目 系；其 直 者，复 从 心 系 却 上 肺，

xià chū yè xià xià xún nào nèi hòu lián xíng shǒu tài yīn
下 出 腋 下，下 循 臑 内 后 廉，行 手 太 阴、

xīn zhǔ zhī hòu ④ xià zhǒu nèi xún bì nèi hòu lián dǐ
心 主 之 后 ④，下 肘 内，循 臂 内 后 廉，抵

zhǎng hòu ruì gǔ zhī duān ⑤ rù zhǎng nèi hòu lián xún xiǎo zhǐ
掌 后 锐 骨 之 端 ⑤，入 掌 内 后 廉，循 小 指

zhī nèi chū qí duān ⑥
之 内 出 其 端 ⑥。

xiǎo cháng shǒu tài yáng zhī mài qǐ yú xiǎo zhǐ zhī duān
小 肠 手 太 阳 之 脉，起 于 小 指 之 端，

---

①厥阴：指足厥阴肝经。　②舌本：即舌根。　③心系：指心与它脏联系的脉络组织。　④太阴：指手太阴肺经。心主：指手厥阴心包经。　⑤掌后锐骨：手腕下踝为锐骨，神门穴处，在腕部，腕掌侧横纹尺侧端，尺侧腕屈肌腱的桡侧凹陷处。　⑥小指：手小拇指。

循手外侧上腕，出踝中^①，直上循臂骨

下廉，出肘内侧两筋之间^②，上循臑外后

廉，出肩解^③，绕肩胛，交肩上，入缺盆络

心，循咽下膈，抵胃属小肠；其支者，从

缺盆循颈上颊，至目锐眦^④，却入耳中；

其支者，别颊上颐抵鼻^⑤，至目内眦，斜

络于颧。

膀胱足太阳之脉，起于目内眦，上

额交巅^⑥；其支者，从巅至耳上角；其直

者，从巅入络脑，还出别下项，循肩髆

内^⑦，挟脊抵腰中^⑧，入循膂^⑨，络肾属膀

---

①踝:指手腕外侧后缘的高骨。　②两筋之间:别本作"两骨之间",即小海穴处,在肘内侧,当尺骨鹰嘴与肱骨内上髁之间的凹陷处。　③肩解:指肩臂两骨相连接之处。　④目锐眦:即目外眦,指外眼角。　⑤颐:眼眶的下方,包括颧骨内连及上牙床的部位。　⑥巅:指头顶部。　⑦肩髆:即肩胛骨。⑧挟脊:别本无此二字,可据删。　⑨膂:脊骨,此处指夹脊两旁之筋肉。

_{guāng}
胱；

_{qí zhī zhě} _{cóng yāo zhōng xià xié jí guàn tún rù guó}
其支者，从腰中下挟脊贯臀，入腘

_{zhōng} _{qí zhī zhě} _{cóng bó nèi zuǒ yòu bié xià guàn jiǎ}
中；其支者，从髆内左右，别下，贯胛①，

_{xié jí nèi} _{guò bì shū} _{xún bì wài cóng hòu lián xià}
挟脊内②，过髀枢③，循髀外，从后廉下

_{hé guó zhōng} _{yǐ xià guàn chuǎn nèi} _{chū wài huái zhī hòu xún}
合腘中，以下贯踹内，出外踝之后，循

_{jīng gǔ} _{zhì xiǎo zhǐ wài cè}
京骨④，至小指外侧⑤。

_{shèn zú shào yīn zhī mài} _{qǐ yú xiǎo zhǐ zhī xià xié zǒu}
　　肾足少阴之脉，起于小指之下，邪走

_{zú xīn} _{chū yú rán gǔ zhī xià} _{xún nèi huái zhī hòu bié}
足心⑥，出于然谷之下⑦，循内踝之后，别

_{rù gēn zhōng} _{yǐ shàng chuài nèi} _{chū guó nèi lián shàng gǔ nèi}
入跟中，以上踹内，出腘内廉，上股内

_{hòu lián} _{guàn jí} _{zhǔ shèn luò páng guāng qí zhí zhě cóng}
后廉，贯脊，属肾，络膀胱；其直者，从

_{shèn shàng guàn gān gé} _{rù fèi zhōng xún hóu lóng xié shé běn}
肾上贯肝膈，入肺中，循喉咙，挟舌本；

_{qí zhī zhě} _{cóng fèi chū luò xīn zhù xiōng zhōng}
其支者，从肺出络心，注胸中。

---

①胛：别本作"胂"，应据改。胂，义同"膂"。　②挟脊内：别本无此三字，应据删。　③髀枢：股骨大转子处，相当于环跳穴部位。　④京骨：指足小趾本节后大骨，又为穴名。　⑤小指：足小趾。　⑥邪：通"斜"。　⑦然谷：穴位名，在足内侧缘，足舟粗隆下方，赤白肉际。

心主手厥阴心包络之脉，起于胸中，出属心包络，下膈，历络三焦①；其支者，循胸出胁，下腋三寸，上抵腋，下循臑内，行太阴、少阴之间②，入肘中，下臂行两筋之间，入掌中，循中指出其端；其支者，别掌中，循小指次指出其端③。

三焦手少阳之脉，起于小指次指之端，上出两指之间，循手表腕④，出臂外两骨之间，上贯肘，循臑外，上肩，而交出足少阳之后，入缺盆，布膻中⑤，散

①历：顺次之义。三焦：为六腑之一，是上、中、下三焦的合称。 ②太阴：指手太阴肺经。少阴：指手少阴心经。 ③小指次指：即无名指。 ④手表腕：指手背腕部的阳池穴部位，在腕背横纹中，当指伸肌腱的尺侧缘凹陷处。 ⑤膻中：即胸中。

黄帝内经诵读本

117

　　luò xīn bāo　　xià gé　　xún zhǔ sān jiāo　　qí zhī zhě　cóng
落 心 包 ①，下 膈，循 属 三 焦；其 支 者， 从

　　dàn zhōng shàng chū què pén　　shàng xiàng　　xì ěr hòu zhí shàng
膻 中 上 出 缺 盆，上 项，系 耳 后 直 上 ②，

　　chū ěr shàng jiǎo　　yǐ qū xià jiá zhì zhuō　　qí zhī zhě　cóng
出 耳 上 角，以 屈 下 颊 至 𫗋；其 支 者， 从

　　ěr hòu rù ěr zhōng　　chū zǒu ěr qián　　guò kè zhǔ rén qián　jiāo
耳 后 入 耳 中，出 走 耳 前，过 客 主 人 前，交

　　jiá　　zhì mù ruì zì
颊， 至 目 锐 眦。

　　　　　dǎn zú shào yáng zhī mài　　qǐ yú mù ruì zì　　shàng dǐ
胆 足 少 阳 之 脉，起 于 目 锐 眦，上 抵

　　tóu jiǎo　　xià ěr hòu　　xún jǐng xíng shǒu shào yáng zhī qián　　zhì
头 角，下 耳 后，循 颈 行 手 少 阳 之 前，至

　　jiān shàng　　què jiāo chū shǒu shào yáng zhī hòu　　rù què pén　　qí
肩 上，却 交 出 手 少 阳 之 后，入 缺 盆；其

　　zhī zhě　cóng ěr hòu rù ěr zhōng　　chū zǒu ěr qián　　zhì mù
支 者， 从 耳 后 入 耳 中，出 走 耳 前，至 目

　　ruì zì hòu　　qí zhī zhě　bié ruì zì　　xià dà yíng　hé yú
锐 眦 后；其 支 者， 别 锐 眦，下 大 迎，合 于

　　shǒu shào yáng　　dǐ yú zhuō　　xià jiā jiá chē　　xià jǐng hé
手 少 阳，抵 于 𫗋，下 加 颊 车 ③，下 颈 合

　　què pén　　yǐ xià xiōng zhōng　　guàn gé luò gān zhǔ dǎn　　xún xié
缺 盆，以 下 胸 中，贯 膈 络 肝 属 胆，循 胁

---

①落：别本作"络"，可据改。　②系：别本作"侠"字，应据改。侠，与"挟"同。　③加：靠近之意。

里，出气街，绕毛际，横入髀厌中^①；其直者，从缺盆下腋，循胸过季胁^②，下合髀厌中，以下循髀阳^③，出膝外廉，下外辅骨之前^④，直下抵绝骨之端^⑤，下出外踝之前，循足跗上，入小指次指之间^⑥；其支者，别跗上，入大指之间^⑦，循大指歧骨内出其端^⑧，还贯爪甲，出三毛^⑨。

肝足厥阴之脉，起于大指丛毛之际^⑩，上循足跗上廉，去内踝一寸，上踝八寸，交出太阴之后，上腘内廉，循股阴

---

①髀厌中：即髀枢的环跳穴，在股外侧部，侧卧屈股，当肌骨大转子最凸点与骶管裂孔连线的外三分之一与中三分之一交点处。　②季胁：腋下为胁，胁下第11肋骨处为季胁。　③髀阳：指大腿的外侧部。　④辅骨：即腓骨。　⑤绝骨：穴位名，在外踝上三寸。　⑥小指次指：第四足趾。　⑦大指：足大趾。　⑧歧骨：指足大趾和次趾本节后的骨缝。　⑨三毛：指足大趾爪甲后丛毛处。　⑩大指丛毛之际：指足趾爪甲横纹后丛毛处，即上文之"三毛"。

rù máo zhōng guò yīn qì dǐ xiǎo fù xié wèi zhǔ gān luò
入毛中①，过阴器②，抵小腹，挟胃属肝络

dǎn shàng guàn gé bù xié lèi xún hóu lóng zhī hòu shàng rù
胆，上贯膈，布胁肋，循喉咙之后，上入

háng sǎng lián mù xì shàng chū é yǔ dū mài huì yú diān
颃颡③，连目系，上出额，与督脉会于巅；

qí zhī zhě cóng mù xì xià jiá lǐ huán chún nèi qí zhī
其支者，从目系下颊里，环唇内；其支

zhě fù cóng gān bié guàn gé shàng zhù fèi
者，复从肝别贯膈，上注肺。

扫一扫 听音频

jīng shuǐ dì shí èr
经水第十二（节选）

huáng dì wèn yú qí bó yuē jīng mài shí èr zhě wài
黄帝问于岐伯曰：经脉十二者，外

hé yú shí èr jīng shuǐ ér nèi shǔ yú wǔ zàng liù fǔ fú
合于十二经水④，而内属于五脏六腑。夫

shí èr jīng shuǐ zhě qí yǒu dà xiǎo shēn qiǎn guǎng xiá yuǎn
十二经水者，其有大小、深浅、广狭、远

jìn gè bù tóng wǔ zàng liù fǔ zhī gāo xià xiǎo dà shòu gǔ
近各不同，五脏六腑之高下、小大、受谷

①股阴：指大腿内侧。　②过阴器："过"别本作"环"，应据改。环阴器，环绕外生殖器一周。
③颃颡：在鼻咽部，咽的上部与鼻腔相通的部分，是人体与外界进行气体交换的必经通路。　④十二经
水：指古代版图上清、渭、海、湖、汝、渑（miǎn）、淮、漯（luò）、江、河、济、漳（zhāng）等十二条大的河流。

之多少，亦不等，相应奈何？夫经水者，

受水而行之；五脏者，合神气魂魄而藏

之；六腑者，受谷而行之，受气而扬之；

经脉者，受血而营之。合而以治，奈何？

刺之深浅，灸之壮数①，可得闻乎？

岐伯答曰：善哉问也！天至高，不可

度；地至广，不可量。此之谓也。且夫人

生于天地之间，六合之内②，此天之高、

地之广也，非人力之所能度量而至也。

若夫八尺之士，皮肉在此，外可度量切循

而得之，其死可解剖而视之。其脏之坚

脆，腑之大小，谷之多少，脉之长短，血

---

①壮：中医艾灸法术语，一灼称一"壮"。　②六合：天地四方，整个宇宙的巨大空间。

zhī qīng zhuó　qì zhī duō shǎo　shí èr jīng zhī duō xuè shǎo qì
之清浊，气之多少，十二经之多血少气，

yǔ qí shǎo xuè duō qì　yǔ qí jiē duō xuè qì　yǔ qí jiē shǎo
与其少血多气，与其皆多血气，与其皆少

xuè qì　jiē yǒu dà shù　qí zhì yǐ zhēn ài　gè diào qí
血气，皆有大数①。其治以针艾，各调其

jīng qì　gù qí cháng yǒu hé hū
经气，固其常有合乎。

huáng dì yuē　yú wén zhī　kuài yú ěr　bù jiě yú
黄帝曰：余闻之，快于耳，不解于

xīn　yuàn zú wén zhī
心，愿卒闻之。

qí bó dá yuē　cǐ rén zhī suǒ yǐ cān tiān dì ér yìng
岐伯答曰：此人之所以参天地而应

yīn yáng yě　bù kě bù chá
阴阳也，不可不察。

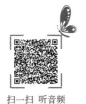

扫一扫 听音频

mài dù dì shí qī
脉度第十七（节选）

wǔ zàng cháng nèi yuè yú shàng qī qiào yě　gù fèi qì
五脏常内阅于上七窍也②。故肺气

---

①**大数**：十二经血气多少问题在《黄帝内经》多个篇章都有具体描述，其气血多少的常数，是古人长期实践经验之总结，并非实质性的定量分析。　②**阅**：经历之意，在此引申为相通。**上七窍**：指两目、两耳、鼻、口、舌。

通于鼻，肺和，则鼻能知臭香矣；心气通
于舌，心和，则舌能知五味矣①；肝气通
于目，肝和，则目能辨五色矣②；脾气通于
口，脾和，则口能知五谷矣③；肾气通于
耳，肾和，则耳能闻五音矣④。五脏不和，
则七窍不通；六腑不和，则留为痈。

营卫生会第十八（节选）

扫一扫 听音频

黄帝问于岐伯曰：人焉受气？阴阳
焉会？何气为营？何气为卫？营安从
生？卫于焉会？老壮不同气，阴阳异
位，愿闻其会。

---

①五味：指酸、苦、甘、辛、咸。　②五色：指青、赤、黄、白、黑。　③五谷：古代有两种说法：一种指稻、
黍、稷、麦、菽；另一种指麻、黍、稷、麦、菽。　④五音：指宫、商、角、徵、羽。

岐伯答曰：人受气于谷。谷入于胃，以传于肺，五脏六腑，皆以受气。其清者为营，浊者为卫①。营在脉中，卫在脉外。营周不休，五十而复大会②。阴阳相贯，如环无端③。卫气行于阴二十五度，行于阳二十五度，分为昼夜。故气至阳而起④，至阴而止⑤。故曰：日中而阳陇为重阳⑥，夜半而阴陇为重阴⑦。故太阴主内⑧，太阳主外⑨。各行二十五度，分为昼夜。夜半为阴陇，

---

①清者为营，浊者为卫：清浊指营卫之性能各不相同，营气柔和为清，卫气刚悍为浊。　②五十而复大会：指营卫之气昼夜各在人身循行五十周次后会合。　③阴阳相贯，如环无端：此指营气循十二经脉一阴一阳、一表一里的次第循行相贯，终而复始。　④起：指寤，清醒。　⑤止：指寐，睡眠。　⑥陇：与"隆"同，隆盛。重阳：阳气极盛。　⑦重阴：阴气极盛。　⑧太阴主内：因营行脉中，始于手太阴而复会于手太阴，故曰太阴主内。太阴，指手太阴肺经。内，指营气。　⑨太阳主外：由于卫行脉外，始于足太阳而复会于足太阳，故曰太阳主外。太阳，指足太阳膀胱经。外，指卫气。

黄帝内经诵读本

夜半后而为阴衰，平旦阴尽，而阳受气矣。日中而阳陇，日西而阳衰。日入阳尽，而阴受气矣。夜半而大会，万民皆卧，命曰合阴①。平旦阴尽而阳受气。如是无已，与天地同纪②。

黄帝曰：老人之不夜瞑者③，何气使然？少壮之人不昼瞑者，何气使然？

岐伯答曰：壮者之气血盛，其肌肉滑，气道通④，营卫之行，不失其常，故昼精而夜瞑⑤。老者之气血衰，其肌肉枯，气道涩，五脏之气相搏⑥，其营气衰少而

---

①**合阴**：夜半子时，阴气极盛，阳气将生，营气在内，卫气也在内，二气相会于内脏，故曰合阴。
②**纪**：规律。　③**瞑**：与眠同义。　④**气道**：营卫之气运行的道路。　⑤**精**：神清气爽，精力充沛。
⑥**相搏**：即不相调和。

wèi qì nèi fá　　gù zhòu bù jīng　　yè bù míng

卫气内伐①，故昼不精，夜不瞑。

huáng dì yuē　　fú xuè zhī yǔ qì　　yì míng tóng lèi　　hé

黄帝曰：夫血之与气，异名同类，何

wèi yě

谓也？

qí bó dá yuē　　yíng wèi zhě　　jīng qì yě　　xuè zhě

岐伯答曰：营卫者，精气也；血者，

shén qì yě　　gù xuè zhī yǔ qì　　yì míng tóng lèi yān　　gù

神气也。故血之与气，异名同类焉。故

duó xuè zhě wù hàn　　duó hàn zhě wù xuè　　gù rén shēng yǒu liǎng

夺血者无汗，夺汗者无血②。故人生有两

sǐ　　ér wú liǎng shēng

死，而无两生③。

huáng dì yuē　　rén yǐn jiǔ　　jiǔ yì rù wèi　　gǔ wèi shú ér

黄帝曰：人饮酒，酒亦入胃，谷未熟而

xiǎo biàn dú xiān xià　　hé yě

小便独先下④，何也？

qí bó dá yuē　　jiǔ zhě　　shú gǔ zhī yè yě　　qí qì

岐伯答曰：酒者，熟谷之液也，其气

hàn yǐ qīng　　gù hòu gǔ ér rù　　xiān gǔ ér chū yān

悍以清⑤，故后谷而入，先谷而出焉⑥。

---

①内伐：内扰之意。　②夺：大量散失。无汗：勿用发汗之法。无血：勿用放血之法。无，通"勿"及"毋"，皆可。　③两：指夺血、夺汗。　④熟：消化。　⑤清：别本作"滑"，可从，言酒性辛散、疾速滑利。⑥液：即小便。

huáng dì yuē shàn yú wén shàng jiāo rú wù zhōng
黄帝曰：善。余闻上焦如雾①，中

jiāo rú ōu xià jiāo rú dú cǐ zhī wèi yě
焦如沤②，下焦如渎③，此之谓也。

kǒu wèn dì èr shí bā
口问第二十八（节选）

扫一扫 听音频

huáng dì xián jū bì zuǒ yòu ér wèn yú qí bó
黄帝闲居，辟左右而问于岐伯④，

yuē yú yǐ wén jiǔ zhēn zhī jīng lùn yīn yáng nì shùn liù jīng
曰：余已闻九针之经，论阴阳逆顺，六经

yǐ bì yuàn dé kǒu wèn
已毕，愿得口问。

qí bó bì xí zài bài yuē shàn hū zāi wèn yě cǐ
岐伯避席再拜曰：善乎哉问也！此

xiān shī zhī suǒ kǒu chuán yě
先师之所口传也。

huáng dì yuē yuàn wén kǒu chuán
黄帝曰：愿闻口传。

qí bó dá yuē fú bǎi bìng zhī shǐ shēng yě jiē shēng
岐伯答曰：夫百病之始生也，皆生

---

①上焦如雾:形容上焦心肺宣发布散水谷精气的功能,如同雾露弥漫灌溉全身。　②中焦如沤:形容中焦脾胃腐熟水谷,吸收精微,并将营养物质转输到全身的功能,如同沤渍食物,使之变化。　③下焦如渎:形容下焦肾与膀胱排泄水液的功能,如同沟渠。　④辟:同"避",支开。

黄帝内经诵读本

于风雨寒暑，阴阳喜怒①，饮食居处，大惊卒恐。则血气分离，阴阳破败，经络厥绝，脉道不通，阴阳相逆，卫气稽留，经脉虚空，血气不次②，乃失其常。论不在经者③，请道其方。

黄帝曰：人之欠者④，何气使然？

岐伯答曰：卫气昼日行于阳，夜半则行于阴。阴者主夜，夜者卧。阳者主上，阴者主下。故阴气积于下，阳气未尽，阳引而上，阴引而下，阴阳相引，故数欠⑤。阳气尽，阴气盛，则目瞑；阴气尽而阳气盛，则寤矣。

---

①阴阳：代指房事不节。喜怒：概指七情失调。　②次：顺序，次序。　③经：指古医籍。　④欠：倦时张口呵气，打呵欠。　⑤数：频频，屡次。

huáng dì yuē　　rén zhī yuě zhě　　　hé qì shǐ rán
黄帝曰：人之哕者①，何气使然？

qí bó yuē　　gǔ rù yú wèi　　wèi qì shàng zhù yú fèi
岐伯曰：谷入于胃，胃气上注于肺。

jīn yǒu gù hán qì yǔ xīn gǔ qì jù huán rù yú wèi　　xīn gù
今有故寒气与新谷气俱还入于胃②，新故

xiāng luàn　　zhēn xié xiāng gōng　　qì bìng xiāng nì　　fù chū yú wèi
相乱，真邪相攻③，气并相逆，复出于胃，

gù wéi yuě
故为哕。

huáng dì yuē　　rén zhī xī zhě　　　hé qì shǐ rán
黄帝曰：人之唏者④，何气使然？

qí bó yuē　　cǐ yīn qì shèng ér yáng qì xū　　yīn qì
岐伯曰：此阴气盛而阳气虚，阴气

jí ér yáng qì xú　　yīn qì shèng ér yáng qì jué　　gù wéi xī
疾而阳气徐，阴气盛而阳气绝，故为唏。

huáng dì yuē　　rén zhī zhèn hán zhě　　　hé qì shǐ rán
黄帝曰：人之振寒者⑤，何气使然？

qí bó yuē　　hán qì kè yú pí fū　　yīn qì shèng　yáng
岐伯曰：寒气客于皮肤，阴气盛，阳

qì xū　　gù wéi zhèn hán hán lì
气虚，故为振寒寒栗。

huáng dì yuē　　rén zhī yī zhě　　　hé qì shǐ rán
黄帝曰：人之噫者⑥，何气使然？

---

①哕：呃逆或干呕。　　②故：已存在的。　　③真邪：即正邪。　　④唏：悲哀哭泣。　　⑤振寒：发冷时全身颤动。　　⑥噫：饱食或积食后，胃里的气体从嘴里出来并发出声音。

qí bó yuē　hán qì kè yú wèi　jué nì cóng xià shàng
岐伯曰：寒气客于胃，厥逆从下上

sàn　　fù chū yú wèi　　gù wéi yī
散①，复出于胃，故为噫。

huáng dì yuē　rén zhī tì zhě②　hé qì shǐ rán
黄帝曰：人之嚏者②，何气使然？

qí bó yuē　yáng qì hé lì　mǎn yú xīn　chū yú
岐伯曰：阳气和利，满于心，出于

bí　gù wéi tì
鼻，故为嚏。

huáng dì yuē　rén zhī duǒ zhě③　hé qì shǐ rán
黄帝曰：人之軃者③，何气使然？

qí bó yuē　wèi bù shí zé zhū mài xū　zhū mài xū zé
岐伯曰：胃不实则诸脉虚，诸脉虚则

jīn mài xiè duò　jīn mài xiè duò zé xíng yīn yòng lì　qì bù néng
筋脉懈惰，筋脉懈惰则行阴用力，气不能

fù　gù wéi duǒ
复，故为軃。

huáng dì yuē　rén zhī āi ér qì tì chū zhě　hé qì
黄帝曰：人之哀而泣涕出者，何气

shǐ rán
使然？

qí bó yuē　xīn zhě　wǔ zàng liù fǔ zhī zhǔ yě　mù
岐伯曰：心者，五脏六腑之主也；目

---

①厥：气逆而上。　②嚏：打喷嚏。　③軃：无力下垂。

者，宗脉之所聚也①，上液之道也；口鼻者，气之门户也。故悲哀愁忧则心动，心动则五脏六腑皆摇，摇则宗脉感②，宗脉感则液道开，液道开故泣涕出焉。液者，所以灌精濡空窍者也，故上液之道开则泣③，泣不止则液竭；液竭则精不灌，精不灌则目无所见矣，故命曰夺精④。

黄帝曰：人之太息者⑤，何气使然？

岐伯曰：忧思则心系急，心系急则气道约⑥，约则不利，故太息以伸出之。

黄帝曰：人之涎下者，何气使然？

岐伯曰：饮食者皆入于胃，胃中有热

---

①宗脉：经脉汇聚之处。　②宗脉：此处指目。　③上液之道：液上升之道路。　④夺：耗损之意。
⑤太息：大声长叹，深深地叹息。　⑥约：缠束，环束。

zé chóng dòng　　chóng dòng zé　wèi huǎn　　wèi huǎn zé lián quán kāi
则虫动，虫动则胃缓，胃缓则廉泉开①，

gù xián xià
故涎下。

huáng dì yuē　 rén zhī ěr zhōng míng zhě　 hé qì shǐ rán
黄帝曰：人之耳中鸣者，何气使然？

qí bó yuē　　ěr zhě　zōng mài zhī suǒ jù yě　　gù wèi
岐伯曰：耳者，宗脉之所聚也。故胃

zhōng kōng zé zōng mài xū　　xū zé xià　　liū mài yǒu suǒ jié zhě
中空则宗脉虚，虚则下，溜脉有所竭者，

gù ěr míng
故耳鸣。

huáng dì yuē　 rén zhī zì niè shé zhě②　 hé qì shǐ rán
黄帝曰：人之自啮舌者②，何气使然？

qí bó yuē　　cǐ jué nì zǒu shàng　　mài qì bèi zhì yě
岐伯曰：此厥逆走上，脉气辈至也。

shào yīn qì zhì zé niè shé③　　shào yáng qì zhì zé niè jiá④
少阴气至则啮舌③，少阳气至则啮颊④，

yáng míng qì zhì zé niè chún yǐ⑤
阳明气至则啮唇矣⑤。

fán cǐ shí èr xié zhě　　jiē qí xié zhī zǒu kǒng qiào zhě
凡此十二邪者，皆奇邪之走空窍者

---

①廉泉：穴位名，位于人体的颈部，当前正中线上，结喉上方，舌骨上缘凹陷处。　②啮：咬。
③少阴：指手足少阴经。　④少阳：指手足少阳经。　⑤阳明：指手足阳明经。

yě ①。 gù xié zhī suǒ zài jiē wéi bù zú gù shàng qì
也 ①。 故 邪 之 所 在 , 皆 为 不 足 ②。 故 上 气

bù zú nǎo wèi zhī bù mǎn ěr wèi zhī kǔ míng tóu wèi
不 足 ③, 脑 为 之 不 满 ④, 耳 为 之 苦 鸣 , 头 为

zhī kǔ qīng mù wèi zhī xuàn zhōng qì bù zú sōu biàn wèi
之 苦 倾 ⑤, 目 为 之 眩 ; 中 气 不 足 , 溲 便 为

zhī biàn cháng wèi zhī kǔ míng xià qì bù zú zé nǎi wéi
之 变 ⑥, 肠 为 之 苦 鸣 ; 下 气 不 足 , 则 乃 为

wěi jué xīn mán
痿 厥 心 悗 ⑦。

扫一扫 听音频

shī chuán dì èr shí jiǔ
师 传 第 二 十 九 （节选）

huáng dì yuē yú wén xiān shī yǒu suǒ xīn cáng fú zhù
黄 帝 曰 : 余 闻 先 师 , 有 所 心 藏 , 弗 著

yú fāng yú yuàn wén ér cáng zhī zé ér xíng zhī shàng yǐ
于 方 。 余 愿 闻 而 藏 之 , 则 而 行 之 。 上 以

zhì mín xià yǐ zhì shēn shǐ bǎi xìng wú bìng shàng xià hé
治 民 , 下 以 治 身 , 使 百 姓 无 病 。 上 下 和

qīn dé zé xià liú zǐ sūn wú yōu chuán yú hòu shì
亲 , 德 泽 下 流 ⑧。 子 孙 无 忧 , 传 于 后 世 。

---

①**奇邪**：引起特殊疾病的邪气。 ②**不足**：指正气的不足。 ③**上气**：即上部精气。 ④**不满**：指脑髓空虚。 ⑤**倾**：指因沉重而不能支撑。 ⑥**溲便为之变**：指大小便异常，出现泄泻、便秘、尿黄、尿频等症状。 ⑦**心**：别本"心"作"足"，可从。**足悗**：指下肢胀闷痿软的病证。 ⑧**下流**：流传后代。

wú yǒu zhōng shí　kě dé wén hū
无有终时，可得闻乎？

qí bó yuē　yuǎn hū zāi wèn yě　　fú zhì mín yǔ zì
岐伯曰：远乎哉问也！夫治民与自

zhì　zhì bǐ yǔ zhì cǐ　zhì xiǎo yǔ zhì dà　zhì guó yǔ zhì
治，治彼与治此，治小与治大，治国与治

jiā　wèi yǒu nì ér néng zhì zhī yě　fú wéi shùn ér yǐ yǐ
家，未有逆而能治之也，夫惟顺而已矣。

shùn zhě　fēi dú yīn yáng mài lùn qì zhī nì shùn yě　bǎi xìng rén
顺者，非独阴阳脉论气之逆顺也，百姓人

mín jiē yù shùn qí zhì yě
民皆欲顺其志也。

huáng dì yuē　shùn zhī nài hé
黄帝曰：顺之奈何？

qí bó yuē　rù guó wèn sú　rù jiā wèn huì　　shàng
岐伯曰：入国问俗，入家问讳①，上

táng wèn lǐ　　lín bìng rén wèn suǒ biàn
堂问礼②，临病人问所便③。

扫一扫 听音频

jué qì dì sān shí
决气第三十

huáng dì yuē　　yú wén rén yǒu jīng　qì　jīn　yè
黄帝曰：余闻人有精、气、津、液、

---

①讳：指所忌讳、隐讳的事或物。　②堂：古代宫室，前为堂，后为室。礼：礼貌仪式。　③便：相宜之意，可指相宜的治疗措施等。

xuè mài yú yì yǐ wéi yí qì ěr　jīn nǎi biàn wéi liù míng
血、脉，余意以为一气耳，今乃辨为六名，

yú bù zhī qí suǒ yǐ rán
余不知其所以然。

qí bó yuē　liǎng shén xiāng bó　hé ér chéng xíng　cháng
岐伯曰：两神相搏①，合而成形，常

xiān shēn shēng　shì wèi jīng
先身生，是谓精。

hé wèi qì
何谓气？

qí bó yuē　shàng jiāo kāi fā　xuān wǔ gǔ wèi　xūn fū
岐伯曰：上焦开发，宣五谷味②，熏肤、

chōng shēn　zé máo　ruò wù lù zhī gài　shì wèi qì
充身③、泽毛④，若雾露之溉⑤，是谓气。

hé wèi jīn
何谓津？

qí bó yuē　còu lǐ fā xiè　hàn chū zhēn zhēn　shì
岐伯曰：腠理发泄⑥，汗出溱溱⑦，是

wèi jīn
谓津。

hé wèi yè
何谓液？

①**两神**：指男女两性。**搏**：交媾。　②**五谷味**：指水谷五味之精微。　③**充**：满足。　④**泽**：润泽。
⑤**溉**：灌溉，浇灌。　⑥**腠理**：中医指皮下肌肉之间的空隙和皮肤、肌肉的纹理，为渗泄及气血流通灌注
之处。　⑦**溱溱**：形容汗多状。

黄帝内经诵读本

黄帝内经诵读本

岐伯曰：谷入气满，淖泽注于骨①，骨
属屈伸②。泄泽③，补益脑髓，皮肤润泽，
是谓液。

何谓血？

岐伯曰：中焦受气取汁④，变化而
赤⑤，是谓血。

何谓脉？

岐伯曰：雍遏营气⑥，令无所避⑦，是
谓脉。

黄帝曰：六气者⑧，有余不足，气之
多少，脑髓之虚实，血脉之清浊⑨，何以

---

①淖：满而外溢。泽：作濡润解。 ②骨属：骨与骨之连接处。 ③泄泽：津液渗出而有润泽的作用。 ④受气：受纳水谷之气。 ⑤汁：指饮食所化生的精微物质。 ⑥雍遏：约束，控制。 ⑦避：回避。 ⑧六气：指上文所说的精、气、津、液、血、脉六种精微物质。 ⑨清浊：指血液的清稀、纯净或粘稠、混浊。

zhī zhī

知 之 ？

qí bó yuē　jīng tuō zhě　　　ěr lóng　qì tuō zhě

岐 伯 曰 ： 精 脱 者 ①， 耳 聋 ； 气 脱 者 ，

mù bù míng　jīn tuō zhě　còu lǐ kāi　hàn dà xiè　yè tuō

目 不 明 ； 津 脱 者 ， 腠 理 开 ， 汗 大 泄 ； 液 脱

zhě　gǔ zhǔ qū shēn bú lì　sè yāo　nǎo suǐ xiāo　jìng

者 ， 骨 属 屈 伸 不 利 ， 色 夭 ， 脑 髓 消 ， 胫

suān　ěr shuò míng　xuè tuō zhě　sè bái　yāo rán bú zé

酸 ， 耳 数 鸣 ； 血 脱 者 ， 色 白 ， 夭 然 不 泽 ；

mài tuō zhě　qí mài kōng xū　cǐ qí hòu yě

脉 脱 者 ， 其 脉 空 虚 ②。 此 其 候 也 。

huáng dì yuē　liù qì zhě　guì jiàn hé rú

黄 帝 曰 ： 六 气 者 ， 贵 贱 何 如 ？

qí bó yuē　liù qì zhě　gè yǒu bù zhǔ yě　qí

岐 伯 曰 ： 六 气 者 ， 各 有 部 主 也 ③， 其

guì jiàn shàn è　kě wéi cháng zhǔ　rán wǔ gǔ yǔ wèi wéi dà

贵 贱 善 恶 ， 可 为 常 主 ④， 然 五 谷 与 胃 为 大

hǎi yě

海 也 ⑤。

---

①脱：失去，即虚甚。　②其脉空虚：指脉象虚弱乏力，甚则不见搏动。　③各有部主：指六气各有所主之脏腑，如肾主精，肺主气，脾主津液，肝主血，心主脉。　④常主：固定的脏器所主。　⑤大海：此有源头之意。

扫一扫 听音频

海论第三十三

hǎi lùn dì sān shí sān

黄帝问于岐伯曰：余闻刺法于夫
huáng dì wèn yú qí bó yuē　yú wén cì fǎ yú fū

子，夫子之所言，不离于营卫血气。夫
zǐ　fū zǐ zhī suǒ yán　bù lí yú yíng wèi xuè qì　fú

十二经脉者，内属于腑脏，外络于肢节，
shí èr jīng mài zhě　nèi zhǔ yú fǔ zàng　wài luò yú zhī jié

夫子乃合之于四海乎？
fū zǐ nǎi hé zhī yú sì hǎi hū

岐伯答曰：人亦有四海、十二经水①。
qí bó dá yuē　rén yì yǒu sì hǎi　shí èr jīng shuǐ

经水者，皆注于海，海有东西南北，命曰
jīng shuǐ zhě　jiē zhù yú hǎi　hǎi yǒu dōng xī nán běi　mìng yuē

四海。
sì hǎi

黄帝曰：以人应之奈何？
huáng dì yuē　yǐ rén yìng zhī nài hé

岐伯曰：人有髓海②，有血海③，有气
qí bó yuē　rén yǒu suǐ hǎi　yǒu xuè hǎi　yǒu qì

海④，有水谷之海⑤，凡此四者，以应四
hǎi　yǒu shuǐ gǔ zhī hǎi　fán cǐ sì zhě　yǐ yìng sì

---

①十二经水：即清水、渭水、海水、湖水、汝水、渑水、淮水、漯水、江水、河水、济水、漳水。　②髓海：指脑。　③血海：指冲脉，奇经八脉之一，能调节十二经气血，又称十二经脉之海。　④气海：指膻中，胸中之意。　⑤水谷之海：指胃，受纳水谷，故名。

海也。

黄帝曰：远乎哉！夫子之合人天地

四海也。愿闻应之奈何？

岐伯答曰：必先明知阴阳表里荥

输所在①，四海定矣。

黄帝曰：定之奈何？

岐伯曰：胃者，水谷之海，其输上在

气街②，下至三里③；冲脉者，为十二经之

海，其输上在于大抒④，下出于巨虚之上

下廉⑤；膻中者，为气之海，其输上在于

---

①荥：五输穴名称之一，古人把气血在经脉中运行的情况以自然界中水流的动向作比喻，以此表示气血流注的从小到大、从浅到深的状况，于是就把五输穴分为"井、荥、输、经、合穴"五类。　②输：通"腧"，经气往来注入之处。**气街**：穴位名，即气冲穴，位于人体的腹股沟稍上方，当脐中下 5 寸，距前正中线 2 寸。　③**三里**：穴位名，即足三里穴，位于外膝眼下四横指、胫骨边缘。　④**大抒**：穴位名，在背部，当第 1 胸椎棘突下，旁开 1.5 寸。　⑤**巨虚之上下廉**：穴位名，分别指上巨虚和下巨虚，在小腿前外侧，当足三里穴下 3 寸和 6 寸，都距胫骨前缘一横指（中指）。

zhù gǔ zhī shàng xià　　　　　qián zài yú rén yíng　　　nǎo wéi suǐ zhī
柱骨之上下①，前在于人迎②；脑为髓之

hǎi　 qí shū shàng zài yú qí gài　　　xià zài fēng fǔ
海，其输上在于其盖③，下在风府④。

huáng dì yuē　　fán cǐ sì hǎi zhě　　hé lì hé hài
黄帝曰：凡此四海者，何利何害？

hé shēng hé bài
何生何败？

qí bó yuē　　dé shùn zhě shēng　　dé nì zhě bài　　zhī tiáo
岐伯曰：得顺者生，得逆者败；知调

zhě lì　　bù zhī tiáo zhě hài
者利，不知调者害。

huáng dì yuē　　sì hǎi zhī nì shùn nài hé
黄帝曰：四海之逆顺奈何？

qí bó yuē　　qì hǎi yǒu yú zhě　　qì mǎn xiōng zhōng　　mán
岐伯曰：气海有余者，气满胸中，悗

xī miàn chì⑤　　qì hǎi bù zú　　zé qì shǎo bù zú yǐ yán
息面赤⑤；气海不足，则气少不足以言。

xuè hǎi yǒu yú　　zé cháng xiǎng qí shēn dà　　fú rán bù zhī qí
血海有余，则常想其身大，怫然不知其

suǒ bìng⑥　　xuè hǎi bù zú　　yì cháng xiǎng qí shēn xiǎo　　xiá rán
所病⑥；血海不足，亦常想其身小，狭然

①柱骨之上下：指哑门与大椎这两个穴位，哑门在项部，当后发际正中直上0.5寸，第一颈椎下；大椎在项部后正中线上，第7颈椎椎棘下凹陷中。柱骨，指天柱骨，即第7颈椎。　②人迎：穴位名，在颈部，结喉旁开1.5寸，胸锁乳突肌的前缘，颈总动脉搏动处。　③盖：指百会穴，位于头顶正中线与两耳尖连线的交叉处，穴居颠顶，联系脑部。　④风府：穴位名，后发际正中直上1寸，枕外隆凸直下凹陷中。⑤悗息面赤：谓胸中悗闷喘息，面热而赤。　⑥怫：悒郁，心情不舒畅。

bù zhī qí suǒ bìng
不知其所病①。

shuǐ gǔ zhī hǎi yǒu yú zé fù mǎn shuǐ
水谷之海有余，则腹满；水

gǔ zhī hǎi bù zú zé jī bú shòu gǔ shí suǐ hǎi yǒu yú zé
谷之海不足，则饥不受谷食。髓海有余，则

qīng jìng duō lì zì guò qí dù suǐ hǎi bù zú zé nǎo zhuàn ěr
轻劲多力，自过其度；髓海不足，则脑转耳

míng jìng suān xuàn mào mù wú suǒ jiàn xiè dài ān wò
鸣②，胫酸眩冒③，目无所见，懈怠安卧④。

huáng dì yuē yú yǐ wén nì shùn tiáo zhī nài hé
黄帝曰：余已闻逆顺，调之奈何？

qí bó yuē shěn shǒu qí shù ér tiáo qí xū shí
岐伯曰：审守其输⑤，而调其虚实，

wú fàn qí hài shùn zhě dé fù nì zhě bì bài
无犯其害。顺者得复，逆者必败。

huáng dì yuē shàn
黄帝曰：善。

wǔ luàn dì sān shí sì
五乱第三十四（节选）

扫一扫 听音频

huáng dì yuē jīng mài shí èr zhě bié wéi wǔ xíng
黄帝曰：经脉十二者，别为五行⑥，

---

①狭：狭隘。　②脑转：即头目眩晕。　③眩冒：眼睛昏花。　④懈怠：松懈懒散。　⑤输：通"腧"，即上文中所说指穴位。　⑥五行：水、火、木、金、土。我国古代称构成各种物质的五种元素，古人常以此说明宇宙万物的起源和变化。随着这五个要素的盛衰，可以使得大自然产生变化，不但影响到人的命运，同时也使宇宙万物循环不已。

fēn wéi sì shí　　hé shī ér luàn　　hé dé ér zhì
分为四时，何失而乱？何得而治？

　　　　　　qí bó yuē　　wǔ xíng yǒu xù　　sì shí yǒu fēn　xiāng shùn
　　岐伯曰：五行有序，四时有分，相顺

zé zhì　xiāng nì　zé luàn
则治，相逆则乱。

　　　　　huáng dì yuē　　hé wèi xiāng shùn
　　黄帝曰：何谓相顺？

　　　　　qí bó yuē　　jīng mài shí èr zhě　　yǐ yìng shí èr yuè
　　岐伯曰：经脉十二者，以应十二月。

shí èr yuè zhě　　fēn wéi sì shí　　sì shí zhě　　chūn qiū dōng
十二月者，分为四时。四时者，春秋冬

xià　qí qì gè yì　　yíng wèi xiāng suí　　yīn yáng yǐ hé
夏，其气各异。营卫相随，阴阳已和，

qīng zhuó bù xiāng gān　　rú shì zé shùn zhī ér zhì
清浊不相干①，如是则顺之而治。

　　　　　huáng dì yuē　　hé wèi nì ér luàn
　　黄帝曰：何谓逆而乱？

　　　　　qí bó yuē　qīng qì zài yīn　zhuó qì zài yáng　　yíng
　　岐伯曰：清气在阴，浊气在阳②，营

qì shùn mài　wèi qì nì xíng　　qīng zhuó xiāng gān　　luàn yú
气顺脉，卫气逆行。清浊相干③，乱于

xiōng zhōng　　shì wèi dà mán　　gù qì luàn yú xīn　zé fán
胸中，是谓大悗④。故气乱于心，则烦

---

①干：干涉。　②阴、阳：指人体部位而言。　③清浊相干：清气属阳当在阳位而反在阴位，浊气属阴当在阴位而反在阳位。即上文所说"清气在阴，浊气在阳"。　④大悗：烦闷。

心密嘿^①，俯首静伏^②；乱于肺，则俯仰喘喝，接手以呼^③；乱于肠胃，则为霍乱^④；乱于臂胫，则为四厥^⑤；乱于头，则为厥逆^⑥，头重眩仆。

胀论第三十五（节选）

扫一扫 听音频

黄帝曰：脏腑之在胸胁腹里之内也，若匣匮之藏禁器也^⑦，各有次舍^⑧，异名而同处，一域之中，其气各异，愿闻其故。

---

①密：寂静，静默。嘿：同"默"。　②俯首静伏：即低头不语懒动。　③接手以呼：即两手相接，按于胸前以助呼吸。　④霍乱：古代用来形容病势急而变化快，挥霍之间便致撩乱，因而名为霍乱。古代医家把上吐下泻同时并作的病都包括在霍乱的范围内，它既包括现代所说的由霍乱弧菌所致的烈性肠道传染病，也包括一般夏秋间常见的急性胃肠炎。一般分为两类：一是因其能将胃肠中病理性内容物吐泻而出的，叫"湿霍乱"；一是腹胀绞痛、烦躁闷乱，想吐吐不出，欲泻又泻不下的，叫"干霍乱"，或称"绞肠痧"。　⑤四厥：指四肢厥冷。　⑥厥逆：指下部浊气上逆于头部。　⑦匣：盛物器具，大的叫箱，小的叫匣，一般呈方形，有盖。匮：大型藏物器。禁器：古代帝王使用之物，不准百姓制造和使用，故称禁器。　⑧次：依次。舍：置，安置。

qí bó yuē　fú xiōng fù　zāng fǔ zhī guō yě　dàn
岐伯曰：夫胸腹，脏腑之郭也①。膻

zhōng zhě　xīn zhǔ zhī gōng chéng yě　wèi zhě　tài cāng yě
中者②，心主之宫城也；胃者，太仓也③；

yān hóu　xiǎo cháng zhě　chuán sòng yě　wèi zhī wǔ qiào zhě
咽喉、小肠者，传送也；胃之五窍者④，

lú lǐ mén hù yě　lián quán　yù yīng zhě　jīn yè zhī dào
闾里门户也⑤；廉泉、玉英者⑥，津液之道

yě　gù wǔ zàng liù fǔ zhě　gè yǒu pàn jiè　qí bìng gè
也。故五脏六腑者，各有畔界⑦，其病各

yǒu xíng zhuàng
有形状。

扫一扫 听音频

wǔ lóng jīn yè bié dì sān shí liù
五癃津液别第三十六

huáng dì wèn yú qí bó yuē　shuǐ gǔ rù yú kǒu　shū
黄帝问于岐伯曰：水谷入于口，输

yú cháng wèi　qí yè bié wèi wǔ　tiān hán yī bó zé wéi niào
于肠胃，其液别为五，天寒衣薄则为溺

yǔ qì　tiān rè yī hòu zé wéi hàn　bēi āi qì bìng zé wéi
与气⑧，天热衣厚则为汗，悲哀气并则为

①郭：外城，古代在城的外围加筑的一道城墙。　②膻中：胸中。　③太：大。仓：即贮存粮食的仓库。　④胃之五窍：指胃肠的五个门户，即咽门（指咽喉处，为饮食下咽，呼吸出入之门户，下连食道和气道）、贲门（食道和胃的连接口）、幽门（胃和十二指肠的连接口）、阑门（指大、小肠交接处，其犹如门户间之门阑，故称）、魄门（即肛门）。胃，泛指胃肠。　⑤闾里：里巷，平民聚居之处。　⑥廉泉：穴位名，在颈部，当前正中线上，结喉上方，舌骨上缘凹陷处。玉英：舌下流渗津液之孔道。　⑦畔界：疆界。　⑧溺：通"尿"。气：指排出体外的水气。

泣①，中热胃缓则为唾②，邪气内逆，则气为之闭塞而不行，不行则为水胀③。余知其然也，不知其何由生？愿闻其道。

岐伯曰：水谷皆入于口，其味有五，各注其海④，津液各走其道。故三焦出气⑤，以温肌肉，充皮肤，为其津；其流而不行者，为液⑥。

天暑衣厚则腠理开，故汗出；寒留于分肉之间，聚沫则为痛⑦。天寒则腠理闭，气湿不行，水下留于膀胱，则为溺与气。

---

①并：在此处有偏胜之意。　②缓：松弛之意，可理解为功能障碍。　③水胀：病名，水肿之别称，因水邪停留，溢于肌肤而肿胀故得名。　④海：即《灵枢·海论》所云：冲脉为血海、膻中为气海、胃为水谷之海、脑为髓海。　⑤三焦出气：水谷所化生的营卫气血等精气均由三焦输出而布散于全身内外，如宗气出于上焦、营气出于中焦、卫气出于下焦，皆为三焦出气。　⑥流：别本作"留"，即停留之意。
⑦聚沫：指津液受寒凝聚聚而为沫。

黄帝内经诵读本

wǔ zàng liù fǔ xīn wéi zhī zhǔ ěr wéi zhī tīng mù
五脏六腑，心为之主，耳为之听，目

wéi zhī hòu fèi wéi zhī xiāng gān wéi zhī jiāng pí wéi zhī
为之候①，肺为之相，肝为之将，脾为之

wèi shèn wéi zhī wài gù wǔ zàng liù fǔ zhī jīn yè
卫②，肾为之外③。故五脏六腑之津液，

jìn shàng shèn yú mù xīn bēi qì bìng zé xīn xì jí xīn
尽上渗于目。心悲气并则心系急，心

xì jí zé fèi jǔ fèi jǔ zé yè shàng yì fú xīn xì
系急则肺举，肺举则液上溢。夫心系

yǔ fèi bù néng cháng jǔ zhà shàng zhà xià gù ké ér qì
与肺，不能常举，乍上乍下，故咳而泣

chū yǐ
出矣。

zhōng rè zé wèi zhōng xiāo gǔ xiāo gǔ zé chóng shàng xià
中热则胃中消谷，消谷则虫上下

zuò cháng wèi chōng kuò gù wèi huǎn wèi huǎn zé qì nì
作④，肠胃充郭故胃缓⑤，胃缓则气逆，

gù tuò chū
故唾出。

wǔ gǔ zhī jīn yè hé hé ér wéi gāo zhě nèi shèn rù
五谷之津液和合而为膏者⑥，内渗入

---

①候：观察之意，此指眼睛的视觉功能。 ②脾为之卫：脾主肌肉而保护机体。 ③肾为之主外：肾藏精，濡养诸窍，以成五官之用，五官则是心之所以任物的外候。 ④虫：指肠道寄生虫。 ⑤郭：同"廓"，扩张之意。 ⑥膏：指水谷所化生的精微经变化而成为粘稠的膏状物，如脑髓、骨髓之类。

于骨空^①，补益脑髓，而下流于阴股^②。

阴阳不和，则使液溢而下流于阴^③，髓液

皆减而下，下过度则虚，虚故腰背痛而

胫酸。

阴阳气道不通，四海闭塞，三焦不

泻，津液不化，水谷并行肠胃之中，别

于回肠^④，留于下焦，不得渗膀胱，则

下焦胀，水溢则为水胀。此津液五别

之逆顺也^⑤。

五阅五使第三十七

扫一扫 听音频

黄帝问于岐伯曰：余闻刺有五官五

---

①空：同"孔"。 ②阴股：大腿内侧。 ③阴：指前阴。 ④别：此处作聚合解。回肠：小肠的一部分，上接空肠，下连盲肠，形状弯曲。 ⑤五别：指津液分别出的溺、汗、泣、唾、髓五液。

阅^①，以观五气。五气者，五脏之使也，五时之副也^②。愿闻其五使当安出？

岐伯曰：五官者，五脏之阅也。

黄帝曰：愿闻其所出，令可为常。

岐伯曰：脉出于气口，色见于明堂^③。五色更出，以应五时，各如其常。经气入脏，必当治理。

帝曰：善。五色独决于明堂乎？

岐伯曰：五官已辨，阙庭必张^④，乃立明堂。明堂广大，蕃蔽见外^⑤，方壁高基，引垂居外^⑥。五色乃治，平博广大，寿中百岁。见此者，刺之必已，如是之

---

①五官：鼻、眼、口、舌、耳五个器官的合称。　②副：辅助。　③明堂：此指人体面部。　④阙：两眉的中间。庭：指额部。　⑤蕃蔽：形容颊侧与耳门好像藩篱屏蔽于四旁。蕃，通"藩"。　⑥垂：耳垂。

人者，血气有余，肌肉坚致，故可苦以针。

黄帝曰：愿闻五官。

岐伯曰：鼻者，肺之官也；目者，肝之官也；口唇者，脾之官也；舌者，心之官也；耳者，肾之官也。

黄帝曰：以官何候①？

岐伯曰：以候五脏。故肺病者，喘息鼻张；肝病者，眦青；脾病者，唇黄；心病者，舌卷短，颧赤；肾病者，颧与颜黑。

黄帝曰：五脉安出，五色安见②，其常色殆者如何③？

岐伯曰：五官不辨，阙庭不张，小其

①官：五官，是五脏之外候。　②见：通"现"。　③殆：死亡。

明堂，蕃蔽不见，又埠其墙①，墙下无

基，垂角去外②。如是者，虽平常殆，况

加疾哉？

黄帝曰：五色之见于明堂，以观五

脏之气，左右高下，各有形乎？

岐伯曰：腑脏之在中也，各以次舍，

左右上下，各如其度也。

扫一扫　听音频

逆顺肥瘦第三十八（节选）

黄帝问于岐伯曰：余闻针道于夫

子，众多毕悉矣。夫子之道应若失，而据

未有坚然者也③。夫子之问学熟乎，将审

---

①埠：低下，低矮。　②垂：耳垂。角：耳上角。　③坚然：此处形容病症顽固的样子。

察于物而心生之乎？

岐伯曰：圣人之为道者，上合于天，下合于地，中合于人事。必有明法①，以起度数、法式检押②，乃后可传焉。故匠人不能释尺寸而意短长，废绳墨而起平木也；工人不能置规而为圆，去矩而为方。知用此者，固自然之物，易用之教③，逆顺之常也。

黄帝曰：愿闻自然奈何？

岐伯曰：临深决水，不用功力，而水可竭也；循掘决冲，而经可通也。此言气之滑涩，血之清浊，行之逆顺也。

---

①明：通晓。　②法式：法则之意。检押：也作"检柙"，法度，规矩。　③自然之物，易用之教：谓天然之物理，是容易掌握和应用的。

灵枢　逆顺肥瘦第三十八

黄帝内经诵读本

huáng dì yuē　　yuàn wén rén zhī bái hēi féi shòu shào
黄帝曰：愿闻人之白黑肥瘦少

zhǎng　　　　gè yǒu shù hū
长①，各有数乎②？

qí bó yuē　　nián zhì zhuàng dà　　xuè qì chōng yíng　　fū
岐伯曰：年质壮大，血气充盈，肤

gé jiān gù　　　　yīn jiā yǐ xié　　cì cǐ zhě　　shēn ér liú zhī
革坚固③，因加以邪。刺此者，深而留之，

cǐ féi rén yě　　　　guǎng jiān yè xiàng　　ròu bó hòu pí ér hēi sè
此肥人也。广肩腋项，肉薄厚皮而黑色，

chún lín lín rán　　　　qí xuè hēi yǐ zhuó　　qí qì sè yǐ chí
唇临临然④，其血黑以浊，其气涩以迟。

qí wéi rén yě　　tān yú qǔ yǔ　　　　cì cǐ zhě　　shēn ér liú
其为人也，贪于取与。刺此者，深而留

zhī　　duō yì qí shù yě
之，多益其数也。

huáng dì yuē　　cì shòu rén nài hé
黄帝曰：刺瘦人奈何？

qí bó yuē　　shòu rén zhě　　pí bó sè shǎo　　ròu lián lián
岐伯曰：瘦人者，皮薄色少，肉廉廉

rán⑤　　bó chún qīng yán　　qí xuè qīng qì huá　　yì tuō yú qì
然⑤，薄唇轻言。其血清气滑，易脱于气，

yì sǔn yú xuè　　cì cǐ zhě　　qiǎn ér jí zhī
易损于血。刺此者，浅而疾之。

---

①长：年纪大。　②数：此指针刺浅深次数等标准。　③肤革：别本作"皮肤"，可参。　④临临然：肥大的样子。　⑤廉廉然：瘦薄的样子。

黄帝曰：刺常人奈何①？

岐伯曰：视其白黑，各为调之。其端正敦厚者，其血气和调，刺此者，无失常数也。

黄帝曰：刺壮士真骨者奈何②？

岐伯曰：刺壮士真骨，坚肉缓节监监然③。此人重则气涩血浊④，刺此者，深而留之，多益其数。劲则气滑血清⑤，刺此者，浅而疾之。

黄帝曰：刺婴儿奈何？

岐伯曰：婴儿者，其肉脆，血少气弱，

---

①常人：一般人。　②真骨：指坚硬的骨骼。　③节监监然：谓骨节明显外露。监，同"鉴"。监监然，清晰、明显的样子。　④重：指性格稳重而不好动。　⑤劲：指性格轻劲好动而不喜静。

cì cǐ zhě　　yǐ háo zhēn　　qiǎn cì ér jí fā zhēn　　rì zài
刺 此 者 , 以 毫 针 , 浅 刺 而 疾 发 针 , 日 再

kě yě
可 也 。

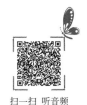

扫一扫 听音频

yín xié fā mèng dì sì shí sān
淫邪发梦第四十三

huáng dì yuē　　yuàn wén yín xié pàn yǎn　　　　nài hé
黄帝曰 : 愿 闻 淫 邪 泮 衍 ① , 奈 何 ?

qí bó yuē　　zhèng xié cóng wài xí nèi　　　　ér wèi yǒu dìng
岐伯曰 : 正 邪 从 外 袭 内 ② , 而 未 有 定

shè　　fǎn yín yú zàng　　　　bù dé dìng chù　　　yǔ yíng wèi jù xíng
舍 , 反 淫 于 藏 ③ , 不 得 定 处 , 与 营 卫 俱 行 ,

ér yǔ hún pò fēi yáng　　　　shǐ rén wò bù dé ān ér xǐ mèng
而 与 魂 魄 飞 扬 ④ , 使 人 卧 不 得 安 而 喜 梦 。

qì yín yú fǔ　　　　zé yǒu yú yú wài　　bù zú yú nèi　　qì yín
气 淫 于 府 ⑤ , 则 有 余 于 外 , 不 足 于 内 ; 气 淫

yú zàng zé yǒu yú yú nèi　　bù zú yú wài
于 藏 则 有 余 于 内 , 不 足 于 外 。

huáng dì yuē　　yǒu yú bù zú　　yǒu xíng hū
黄帝曰 : 有 余 不 足 , 有 形 乎 ?

---

①淫邪:指惑乱神志的邪气。泮衍:蔓延、扩散之意。泮,溶解离散。衍,流布满溢。　②正邪:相对于虚邪而言,对人体的损害较小的致病邪气。　③藏:通"脏"。　④魂魄:借指五脏所舍之神。飞扬:往来流动、游荡。卧:指睡眠。　⑤府:通"腑"。

岐伯曰：阴气盛，则梦涉大水而恐惧；阳气盛，则梦大火而燔焫①；阴阳俱盛，则梦相杀。上盛，则梦飞；下盛，则梦堕；甚饥，则梦取；甚饱，则梦予；肝气盛，则梦怒；肺气盛，则梦恐惧、哭泣、飞扬；心气盛，则梦善笑恐畏；脾气盛，则梦歌乐②，身体重不举；肾气盛，则梦腰脊两解不属③。凡此十二盛者，至而泻之，立已。

厥气客于心，则梦见丘山烟火；客于肺，则梦飞扬，见金铁之奇物④；客于肝，则梦山林树木；客于脾，则梦见

①燔焫：焚烧。　②乐：音乐。　③两解不属：腰脊不相连属。　④奇物：奇特少见的物品。

丘陵大泽，坏屋风雨；客于肾，则梦临渊，没居水中①；客于膀胱，则梦游行；客于胃，则梦饮食；客于大肠，则梦田野；客于小肠，则梦聚邑冲衢②；客于胆，则梦斗讼自刳③；客于阴器，则梦接内④；客于项，则梦斩首；客于胫，则梦行走而不能前，及居深地窌苑中⑤；客于股肱，则梦礼节拜起；客于胞脏⑥，则梦溲便。凡此十五不足者，至而补之，立已也。

①没：沉没。　②邑：人民聚居之处，大曰都，小曰邑，泛指村落、城镇。衢：大路，四通八达的道路。
③刳：杀，剖。　④接内：指房事。　⑤窌：同"窖"，即地窖。　⑥胞脏：膀胱。

shùn qì yí rì fēn wèi sì shí dì sì shí sì
顺气一日分为四时第四十四（节选）

扫一扫 听音频

huáng dì yuē　　fú bǎi bìng zhī suǒ shǐ shēng zhě　　bì qǐ
黄帝曰：夫百病之所始生者，必起

yú zào shī　hán shǔ　fēng yǔ　yīn yáng　xǐ nù　yǐn shí
于燥湿、寒暑、风雨、阴阳、喜怒、饮食、

jū chù　　qì hé ér yǒu xíng　　dé zàng ér yǒu míng　　yú zhī
居处。气合而有形①，得脏而有名②，余知

qí rán yě　　fú bǎi bìng zhě　　duō yǐ dàn huì zhòu ān　　xī
其然也。夫百病者，多以旦慧昼安③，夕

jiā yè shèn　　hé yě
加夜甚④，何也？

qí bó yuē　　sì shí zhī qì shǐ rán
岐伯曰：四时之气使然⑤。

huáng dì yuē　　yuàn wén sì shí zhī qì
黄帝曰：愿闻四时之气。

qí bó yuē　　chūn shēng xià zhǎng　　qiū shōu dōng cáng　　shì qì
岐伯曰：春生夏长，秋收冬藏，是气

zhī cháng yě　　rén yì yìng zhī　　yǐ yí rì fēn wéi sì shí
之常也，人亦应之。以一日分为四时，

----

　　①气合：指邪气与人体正气相搏结。有形：指有脉证征象反映于外。　②得脏而有名：谓邪气侵犯不同脏腑而有不同的病名。　③慧：精神清爽。安：患者自我感觉安适。　④加：病情加重。甚：病情更重。⑤四时之气使然：由于天人四时阴阳消长盛衰变化的缘故。

zhāo zé wéi chūn　rì zhōng wéi xià　rì rù wéi qiū　yè bàn
朝则为春，日中为夏，日入为秋，夜半

wéi dōng　zhāo zé rén qì shǐ shēng　bìng qì shuāi　gù dàn
为冬。朝则人气始生①，病气衰，故旦

huì　rì zhōng rén qì zhǎng　zhǎng zé shèng xié　gù ān　xī
慧；日中人气长，长则胜邪，故安；夕

zé rén qì shǐ shuāi　xié qì shǐ shēng　gù jiā　yè bàn rén qì
则人气始衰，邪气始生，故加；夜半人气

rù zàng　xié qì dú jū yú shēn　gù shèn yě
入藏②，邪气独居于身，故甚也。

huáng dì yuē　qí shí yǒu fǎn zhě　hé yě
黄帝曰：其时有反者③，何也？

qí bó yuē　shì bú yìng sì shí zhī qì　zàng dú zhǔ qí
岐伯曰：是不应四时之气，脏独主其

bìng zhě　shì bì yǐ zàng qì zhī suǒ bú shèng shí zhě shèn　yǐ
病者④，是必以脏气之所不胜时者甚，以

qí suǒ shèng shí zhě qǐ yě
其所胜时者起也⑤。

huáng dì yuē　zhì zhī nài hé
黄帝曰：治之奈何？

qí bó yuē　shùn tiān zhī shí　ér bìng kě yǔ qī　shùn
岐伯曰：顺天之时，而病可与期。顺

---

①人气：指阳气。　②藏：通"脏"。　③**其时有反者**：指病情的轻重变化有时与"旦慧昼安，夕加夜甚"的现象不符。　④**脏独主其病**：指病变脏气对病情的变化起着决定性的作用，而一日之内的阴阳消长对疾病的影响不明显。　⑤**起**：指病情向好的方向发展。

zhě wéi gōng　　nì zhě wéi cū
者为工，逆者为粗。

wài chuǎi dì sì shí wǔ
外揣第四十五

扫一扫 听音频

huáng dì yuē　　yú wén jiǔ zhēn jiǔ piān　　yú qīn shòu qí
黄帝曰：余闻九针九篇，余亲受其

cí①　　pō dé qí yì　　fú jiǔ zhēn zhě　　shǐ yú yī ér zhōng
词①，颇得其意。夫九针者，始于一而终

yú jiǔ　　rán wèi dé qí yào dào yě　　fú jiǔ zhēn zhě　　xiǎo zhī
于九，然未得其要道也。夫九针者，小之

zé wú nèi　　dà zhī zé wú wài　　shēn bù kě wéi xià　　gāo bù
则无内，大之则无外，深不可为下，高不

kě wéi gài　　huǎng hū wú qióng　　liú yì wú jí　　yú zhī qí
可为盖。恍惚无穷，流溢无极。余知其

hé yú tiān dào　　rén shì　　sì shí zhī biàn yě　　rán yú yuàn zá
合于天道、人事、四时之变也。然余愿杂

zhī háo máo　　hún shù wéi yī②　　kě hū
之毫毛，浑束为一②，可乎？

qí bó yuē　　míng hū zāi wèn yě　　fēi dú zhēn dào yān
岐伯曰：明乎哉问也！非独针道焉，

fú zhì guó yì rán
夫治国亦然。

---

①词：指导。　②浑束为一：趋繁入简，总结归纳之意。

黄帝曰：余愿闻针道，非国事也。

岐伯曰：夫治国者，夫惟道①焉。非

道，何可小大深浅，杂合而为一乎？

黄帝曰：愿卒闻之。

岐伯曰：日与月焉，水与镜焉，鼓与

响焉。夫日月之明，不失其影；水镜之

察，不失其形；鼓响之应，不后其声。动

摇则应和，尽得其情。

黄帝曰：窘乎哉！昭昭之明不可

蔽②。其不可蔽，不失阴阳也。合而察

之，切而验之，见而得之，若清水明镜之

不失其形也。五音不彰，五色不明，五

---

①道：即修身齐家治国平天下之理。　②昭昭：明亮。

zàng bō dàng
脏波荡①，若是则内外相袭②，若鼓之应

fú　　xiǎng zhī yìng shēng　yǐng zhī sì xíng　　gù yuǎn zhě sī wài
桴，响之应声，影之似形。故远者司外

chuǎi nèi　　jìn zhě sī nèi chuǎi wài　　shì wèi yīn yáng zhī jí
揣内，近者司内揣外。是谓阴阳之极，

tiān dì zhī gài　　qǐng cáng zhī líng lán zhī shì　fú gǎn shǐ
天地之盖。请藏之灵兰之室，弗敢使

xiè yě
泄也。

wǔ biàn dì sì shí liù
五变第四十六（节选）

扫一扫 听音频

huáng dì wèn yú shǎo yú yuē　　yú wén bǎi jí zhī shǐ
黄帝问于少俞曰：余闻百疾之始

qī yě　　bì shēng yú fēng yǔ hán shǔ　xún háo máo ér rù còu
期也③，必生于风雨寒暑，循毫毛而入腠

lǐ　　huò fù huán　　huò liú zhǐ　　huò wéi fēng zhǒng hàn chū
理。或复还④，或留止，或为风肿汗出⑤，

huò wéi xiāo dān　　huò wéi hán rè　　huò wéi liú bì　　huò wéi jī
或为消瘅⑥，或为寒热，或为留痹，或为积

---

①波荡：比喻功能紊乱。　②相袭：谓相互影响。袭，及也，相互影响之义。　③始期：开始的时候。
④复还：谓疾病传变之意。　⑤风肿：病证名，主要由风邪引起，又名痛风身肿。　⑥消瘅：消渴病证之
古称。消，或作"痟"，乃消渴、消谷、消烁、消耗、消弱、消瘦无力之义。瘅，指热或者热邪。

黄帝内经诵读本

聚①。奇邪淫溢②，不可胜数，愿闻其故。

夫同时得病，或病此，或病彼，意者天之

为人生风乎，何其异也？

少俞曰：夫天之生风者，非以私百

姓也③。其行公平正直，犯者得之，避者

得无殆，非求人而人自犯之④。

黄帝曰：一时遇风，同时得病，其病

各异，愿闻其故。

少俞曰：善乎哉问！请论以比匠人。

匠人磨斧斤⑤，砺刀削，斫材木⑥。木之阴

阳⑦，尚有坚脆。坚者不入，脆者皮弛⑧。

---

①积聚：指腹内结块，或痛或胀的病证。积属有形，结块固定不移，痛有定处，病在血分，是为脏病；聚属无形，包块聚散无常，痛无定处，病在气分，是为腑病。　②奇邪：此指致病邪气。　③私：私心，偏爱。　④求人：伤人之意。　⑤斧斤：即斧子。　⑥斫：砍削。　⑦木之阴阳：树木向日为阳，背日为阴。　⑧皮弛：树皮松弛而裂开。

至其交节，而缺斤斧焉①。夫一木之中，坚脆不同。坚者则刚，脆者易伤。况其材木之不同，皮之厚薄，汁之多少，而各异耶。夫木之早花先生叶者，遇春霜烈风，则花落而叶萎；久曝大旱②，则脆木薄皮者，枝条汁少而叶萎；久阴淫雨，则薄皮多汁者，皮溃而漉③；卒风暴起，则刚脆之木枝折杌伤④；秋霜疾风，则刚脆之木根摇而叶落。凡此五者，各有所伤，况于人乎！

黄帝曰：以人应木奈何？

少俞答曰：木之所伤也，皆伤其枝。

灵枢 五变第四十六

黄帝内经诵读本

---

①缺：崩口。　②曝：阳光照晒。　③漉：水流徐徐下渗。　④杌：没有枝叶的树木。

zhī zhī gāng cuì ér jiān　　wèi chéng shāng yě　　　rén zhī yǒu cháng
枝之刚脆而坚，未成伤也。人之有常

bìng yě　　yì yīn qí gǔ jié pí fū còu lǐ zhī bù jiān gù zhě
病也，亦因其骨节皮肤腠理之不坚固者，

xié zhī suǒ shè yě　　gù cháng wéi bìng yě
邪之所舍也，故常为病也。

扫一扫 听音频

běn zàng dì sì shí qī
本脏第四十七（节选）

rén zhī xuè qì jīng shén zhě　　suǒ yǐ fèng shēng ér zhōu yú
人之血气精神者，所以奉生而周于

xìng mìng zhě yě　　　　jīng mài zhě　　suǒ yǐ xíng xuè qì ér yíng
性命者也①。经脉者，所以行血气而营

yīn yáng　　　rú jīn gǔ　　　lì guān jié zhě yě　　wèi qì zhě
阴阳②，濡筋骨，利关节者也；卫气者，

suǒ yǐ wēn fēn ròu　chōng pí fū　　féi còu lǐ　　　sī kāi
所以温分肉，充皮肤③，肥腠理④，司开

hé zhě yě　　　zhì yì zhě　　suǒ yǐ yù jīng shén　　shōu hún
阖者也⑤；志意者，所以御精神⑥，收魂

pò　　shì hán wēn　hé xǐ nù zhě yě　　　shì gù xuè hé zé jīng
魄，适寒温，和喜怒者也。是故血和则经

---

①奉：养也。周：周全。　②营阴阳：营运气血于三阴三阳之经。　③充：充养。　④肥：肥沃，这里指滋润。　⑤开阖：指汗孔的开合功能。　⑥御：驾御，统帅之意。

脉流行，营覆阴阳①，筋骨劲强，关节清利矣。卫气和则分肉解利，皮肤调柔，腠理致密矣。志意和则精神专直②，魂魄不散，悔怒不起，五脏不受邪矣。寒温和则六腑化谷，风痹不作③，经脉通利，肢节得安矣。此人之常平也④。五脏者，所以藏精神血气魂魄者也；六腑者，所以化水谷而行津液者也。此人之所以具受于天也，无愚智贤不肖⑤，无以相倚也。然有其独尽天寿⑥，而无邪僻之病⑦，百年不衰，虽犯风雨卒寒大暑，犹有弗能害也。

①营：营运。覆：同"复"，往复。阴阳：指内外而言。　②精神专直：指思维敏达，思想集中而无妄念。专，专一。直，正直无妄。　③风：指风邪。痹：气血闭阻不通。　④常平：指人体健康之正常状态，即阴平阳秘。　⑤不肖：不才，不正派。　⑥天寿：自然之寿命。　⑦邪僻：致病邪气。

扫一扫 听音频

wǔ sè dì sì shí jiǔ
五色第四十九（节选）

léi gōng wèn yú huáng dì yuē　　wǔ sè dú jué yú míng táng
雷公问于黄帝曰：五色独决于明堂

hū　　xiǎo zǐ wèi zhī qí suǒ wèi yě
乎①？ 小子未知其所谓也②。

huáng dì yuē　　míng táng zhě　　bí yě　　quē zhě　　méi jiān
黄帝曰：明堂者，鼻也；阙者③，眉间

yě　　tíng zhě　　yán yě　　fān zhě　　jiá cè yě　　bì zhě
也；庭者④，颜也；蕃者⑤，颊侧也；蔽者⑥，

ěr mén yě　　qí jiàn yù fāng dà　　qù zhī shí bù　　jiē xiàn
耳门也⑦。 其间欲方大⑧，去之十步，皆见

yú wài　　rú shì zhě shòu　　bì zhòng bǎi suì
于外⑨。 如是者寿，必中百岁⑩。

léi gōng yuē　　wǔ guān zhī biàn nài hé
雷公曰：五官之辨奈何？

huáng dì yuē　　míng táng gǔ gāo yǐ qǐ　　píng yǐ zhí
黄帝曰：明堂骨高以起，平以直⑪。

wǔ zàng cì yú zhōng yāng　　liù fǔ xié qí liǎng cè　　shǒu miàn
五藏次于中央⑫，六府挟其两侧⑬。 首面

---

①明堂：中医学中分广义、狭义概念，狭义者指鼻，广义者指整个面部。此指面部。　②小子：年少之意，自谦词。　③阙：皇宫门前两边的望楼，或墓道外的石牌坊。此指两眉的中间。　④庭：厅堂，此指额部。　⑤蕃：通"藩"，篱落、屏障。　⑥蔽：覆盖、遮挡。　⑦耳门：即耳屏，外耳孔道的小瓣，又称之为蔽。　⑧间：空隙。方大：指端正、宽大、丰隆之意。　⑨见：古同"现"，出现、显露。　⑩中：得也。　⑪平以直：平正而端直。　⑫藏：通"脏"。次：依次、排列之意。　⑬府：通"腑"。

上于阙庭^①，王宫在于下极^②。五藏安于胸中^③，真色以致，病色不见。明堂润泽以清。五官恶得无辨乎？

雷公曰：其不辨者，可得闻乎？

黄帝曰：五色之见也，各出其色部^④。部骨陷者，必不免于病矣。其色部乘袭者^⑤，虽病甚，不死矣。

雷公曰：官五色奈何？

黄帝曰：青黑为痛，黄赤为热，白为寒。是谓五官。

雷公再拜曰：善哉！其死有期乎？

---

①阙庭：指额部和两眉之间的部位。　②王宫：心为君主之官，其所居之地称为王宫。下极：指两目之间的部位，为心所主。　③藏：通"脏"。　④部：指五脏分属于面部的各个诊察部位。　⑤乘袭：指子色见于母部。

huáng dì yuē chá sè yǐ yán qí shí
黄帝曰：察色以言其时。

léi gōng yuē shàn hū yuàn zú wén zhī
雷公曰：善乎！愿卒闻之。

huáng dì yuē tíng zhě shǒu miàn yě quē shàng zhě
黄帝曰：庭者，首面也①；阙上者，

yān hóu yě quē zhōng zhě fèi yě xià jí zhě xīn yě
咽喉也②；阙中者，肺也；下极者，心也③；

zhí xià zhě gān yě gān zuǒ zhě dǎn yě xià zhě pí
直下者，肝也④；肝左者，胆也⑤；下者，脾

yě fāng shàng zhě wèi yě zhōng yāng zhě dà cháng yě
也⑥；方上者，胃也⑦；中央者，大肠也；

xié dà cháng zhě shèn yě dāng shèn zhě qí yě miàn wáng
挟大肠者，肾也⑧；当肾者，脐也⑨；面王

yǐ shàng zhě xiǎo cháng yě miàn wáng yǐ xià zhě páng guāng
以上者，小肠也⑩；面王以下者，膀胱、

zǐ chù yě quán zhě jiān yě quán hòu zhě bì yě bì
子处也⑪；颧者，肩也；颧后者，臂也；臂

xià zhě shǒu yě mù nèi zì shàng zhě yīng rǔ yě xié
下者，手也；目内眦上者，膺乳也⑫；挟

---

①庭者，首面也：指额部，主头面部位。　②阙上者，咽喉也：指眉心之上，主咽喉部位。　③下极者，心也：指两目之间，主心的部位。　④直下者，肝也：下极的直下方，主肝的部位。　⑤肝左者，胆也：指鼻柱的左面，主胆的部位。　⑥下者，脾也：指鼻柱以下至鼻准之端，主脾的部位。　⑦方上者，胃也：指鼻准两旁的鼻隧，主胃的部位。　⑧中央者，大肠也；挟大肠者，肾也：指鼻隧至颊部之间的中央（颧骨之下），主大肠的部位；由此外开的颊部，主肾的部位。　⑨当肾者，脐也：指肾脏所属颊部的下方，主脐的部位。　⑩面王以上者，小肠也：指鼻准之端上方的两侧，鼻与颧之间，主小肠的部位。面王，即鼻准之端。　⑪面王以下者，膀胱、子处也：指鼻准之端下方的人中，主膀胱和子宫的部位。　⑫目内眦上者，膺乳也：指眼内角的上方，主胸膺和乳房的部位。

shéng ér shàng zhě　　　bèi yě　　　　xún yá chē yǐ xià zhě　　gǔ
绳 而 上 者 , 背 也 ① ; 循 牙 车 以 下 者 , 股

yě　　zhōng yāng zhě　　xī yě　　　xī yǐ xià zhě　　jìng yě
也 ② ; 中 央 者 , 膝 也 ③ ; 膝 以 下 者 , 胫 也 ④ ;

dāng jìng yǐ xià zhě　　zú yě　　　jù fēn zhě　　gǔ lǐ yě
当 胫 以 下 者 , 足 也 ⑤ ; 巨 分 者 , 股 里 也 ⑥ ;

jù qū zhě　　xī bìn yě　　　cǐ wǔ zàng liù fǔ zhī jié zhī bù
巨 屈 者 , 膝 膑 也 ⑦ 。 此 五 藏 六 府 肢 节 之 部

yě　　　gè yǒu bù fēn　　　yǒu bù fēn　　yòng yīn hé yáng　　yòng
也 ⑧ , 各 有 部 分 ⑨ 。 有 部 分 , 用 阴 和 阳 , 用

yáng hé yīn　　　dāng míng bù fēn　　wàn jǔ wàn dàng　　néng bié
阳 和 阴 。 当 明 部 分 , 万 举 万 当 。 能 别

zuǒ yòu　　　shì wèi dà dào　　　nán nǚ yì wèi　　gù yuē yīn yáng
左 右 , 是 谓 大 道 。 男 女 异 位 , 故 曰 阴 阳 。

shěn chá zé yāo　　　wèi zhī liáng gōng
审 察 泽 夭 ⑩ , 谓 之 良 工 。

lùn yǒng dì wǔ shí
论勇第五十 (节选)

扫一扫 听音频

huáng dì yuē　　　fú rén zhī rěn tòng yǔ bù rěn tòng zhě
黄 帝 曰 : 夫 人 之 忍 痛 与 不 忍 痛 者 ,

---

①挟绳而上者,背也:指近耳边直上之处,主背的部位。绳,即耳边。　②循牙车以下者,股也:指沿牙床颊车穴以下,主大腿的部位。牙车,即牙床,颊车穴部位。　③中央者,膝也:指两牙床的中央部,主膝的部位。　④膝以下者,胫也:指两牙床的中央向下的部位,主足胫的部位。　⑤当胫以下者,足也:指上述足胫部以下,主足的部位。　⑥巨分者,股里也:指口吻旁和颊车前肉之空软处,主大腿内侧部位。　⑦巨屈者,膝膑也:指颊下曲骨处,主膝盖骨的部位。　⑧藏:通"脏"。　⑨各有部分:指人体五脏六腑及肢体等,在面部都有其相应的部位。　⑩泽:面色明润含蓄。夭:面色枯槁无光。

非勇怯之分也。夫勇士之不忍痛者，见

难则前①，见痛则止；夫怯士之忍痛者，闻

难则恐，遇痛不动。夫勇士之忍痛者，见

难不恐，遇痛不动；夫怯士之不忍痛者，

见难与痛，目转而盼②，恐不能言，失气

惊，颜色变化，乍死乍生。余见其然也，

不知其何由，愿闻其故。

少俞曰③：夫忍痛与不忍痛者，皮肤

之薄厚，肌肉之坚脆缓急之分也，非勇怯

之谓也。

黄帝曰：怯士之得酒，怒不避勇士

者，何藏使然④？

---

①难：灾难，危难。　②盼：睁大眼看。　③少俞：传说中与黄帝同一时期的名医之一。　④藏：通"脏"。

黄帝内经诵读本

shǎo yú yuē　　jiǔ zhě　　shuǐ gǔ zhī jīng　　shú gǔ zhī yè
少俞曰：酒者，水谷之精，熟谷之液

yě　　qí qì piāo hàn　　qí rù yú wèi zhōng　　zé wèi zhàng　　qì
也，其气慓悍，其入于胃中，则胃胀，气

shàng nì　　mǎn yú xiōng zhōng　　gān fú dǎn héng　　dāng shì zhī shí
上逆，满于胸中，肝浮胆横。当是之时，

gù bǐ yú yǒng shì　　qì shuāi zé huǐ　　yǔ yǒng shì tóng lèi
固比于勇士，气衰则悔。与勇士同类，

bù zhī bì zhī　　míng yuē jiǔ bèi yě
不知避之，名曰酒悖也①。

tiān nián dì wǔ shí sì
天年第五十四

扫一扫 听音频

huáng dì wèn yú qí bó yuē　　yuàn wén rén zhī shǐ shēng
黄帝问于岐伯曰：愿闻人之始生，

hé qì zhù wéi jī　　hé lì ér wéi shǔn　　hé shī ér
何气筑为基②？何立而为楯③？何失而

sǐ　　hé dé ér shēng
死？何得而生？

qí bó yuē　　yǐ mǔ wéi jī　　yǐ fù wéi shǔn　　shī
岐伯曰：以母为基，以父为楯④。失

---

①酒悖：指饮酒之后的一种胆大妄为的反常状态。悖，违反常态的意思。　②基：基础。　③楯：
栏杆，引申为护卫。　④以母为基，以父为楯：谓人体胚胎，源于阴阳精气结合，以母之阴血为基础，以
父之阳气为外卫，阴阳交感互用而成。

shén zhě sǐ　　　dé shén zhě shēng yě
神者死①，得神者生也。

huáng dì yuē　　hé zhě wéi shén
黄帝曰：何者为神？

qí bó yuē　　xuè qì yǐ hé　　róng wèi yǐ tōng　　wǔ
岐伯曰：血气已和，荣卫已通，五

zàng yǐ chéng　　shén qì shè xīn　②　hún pò bì jù　　nǎi chéng
脏已成，神气舍心②，魂魄毕具，乃成

wéi rén
为人③。

huáng dì yuē　　rén zhī shòu yāo gè bù tóng　　huò yāo shòu
黄帝曰：人之寿夭各不同，或夭寿，

huò cù sǐ　　huò bìng jiǔ　　yuàn wén qí dào
或卒死，或病久，愿闻其道。

qí bó yuē　　wǔ zàng jiān gù　④　xuè mài hé tiáo　　jī ròu
岐伯曰：五脏坚固④，血脉和调，肌肉

jiě lì⑤　　pí fū zhì mì　　yíng wèi zhī xíng　　bù shī qí cháng
解利⑤，皮肤致密。营卫之行，不失其常。

hū xī wēi xú　⑥　qì yǐ dù xíng⑦　　liù fǔ huà gǔ　　jīn yè
呼吸微徐⑥，气以度行⑦。六腑化谷，津液

bù yáng　　gè rú qí cháng　　gù néng cháng jiǔ
布扬。各如其常，故能长久。

---

①神：神气，此指生命赖以存在的生机主宰。　②神气舍心：神气藏居于心中。舍，居住处。
③乃成为人：谓人是形体、气血、精神俱备的健全生命体。　④五脏坚固：五脏发育良好，功能健全。
⑤肌肉解利：肌肉之间气血运行通利而不涩滞。　⑥呼吸微徐：呼吸匀调，不粗不疾。　⑦气以度行：
气血运行与呼吸保持正常比例。

黄帝内经诵读本

huáng dì yuē　rén zhī shòu bǎi suì ér sǐ　hé yǐ zhì zhī
黄帝曰：人之寿百岁而死，何以致之？

qí bó yuē　shǐ dào suì yǐ cháng　jī qiáng gāo yǐ fāng
岐伯曰：使道隧以长①，基墙高以方②。

tōng tiáo yíng wèi　sān bù sān lǐ qǐ　gǔ gāo ròu mǎn　bǎi
通调营卫③，三部三里起④。骨高肉满，百

suì nǎi dé zhōng
岁乃得终。

huáng dì yuē　qí qì zhī shèng shuāi　yǐ zhì qí sǐ
黄帝曰：其气之盛衰⑤，以至其死，

kě dé wén hū
可得闻乎？

qí bó yuē　rén shēng shí suì　wǔ zàng shǐ dìng　xuè qì
岐伯曰：人生十岁，五脏始定，血气

yǐ tōng　qí qì zài xià　gù hào zǒu　èr shí suì　xuè
已通，其气在下⑥，故好走⑦；二十岁，血

qì shǐ shèng　jī ròu fāng zhǎng　gù hào qū　sān shí suì　wǔ
气始盛，肌肉方长，故好趋⑧；三十岁，五

zàng dà dìng　jī ròu jiān gù　xuè mài shèng mǎn　gù hào bù
脏大定，肌肉坚固，血脉盛满，故好步⑨；

sì shí suì　wǔ zàng liù fǔ shí èr jīng mài　jiē dà shèng
四十岁，五脏六腑十二经脉，皆大盛

①**使道**：此处指人中沟。**隧以长**：深而长。　②**基墙**：指面部而言，骨骼为基，蕃蔽为墙。**高以方**：丰满方大。　③**通调营卫**：此用来形容面部红润，光泽有神。　④**三部三里**：三部即三里，此指以面部之额角、鼻头、下颌为标志的上、中、下三部分。**起**：高起而不平陷。　⑤**气**：这里指先天精气。⑥**其气在下**：先天精气藏于肾，自下而升，人生十岁，此气始盛，是生长发育的开端，故云"其气在下"。　⑦**走**：奔跑之意，用来表现幼儿活泼爱动的生理、心理特点。　⑧**趋**：快走。　⑨**步**：行走。

以平定，腠理始疏①，荣华颓落，发颇斑白②，平盛不摇③，故好坐；五十岁，肝气始衰，肝叶始薄，胆汁始减，目始不明；六十岁，心气始衰，苦忧悲，血气懈惰，故好卧；七十岁，脾气虚，皮肤枯；八十岁，肺气衰，魄离，故言善误；九十岁，肾气焦④，四脏经脉空虚；百岁，五脏皆虚，神气皆去，形骸独居而终矣。

黄帝曰：其不能终寿而死者，何如？

岐伯曰：其五脏皆不坚，使道不长。

空外以张⑤，喘息暴疾⑥；又卑基墙⑦，薄

---

①疏：疏松。　②发颇斑白：头发花白。斑白，俗称花白，黑白相间。　③平盛不摇：发育生长到了极限。平盛，极限。摇，上升貌，引申为发育之意。　④肾气焦：肾所藏先天精气枯竭。焦，枯竭的意思。⑤空外以张：指鼻孔外张。空，同"孔"。　⑥暴疾：指喘息急促。　⑦卑基墙：面部消瘦，骨肉塌陷。卑，低下。

黄帝内经诵读本

脉少血^①，其肉不石^②。数中风寒，血气
虚，脉不通。真邪相攻，乱而相引^③。故
中寿而尽也。

zéi fēng dì wǔ shí bā
贼风第五十八（节选）

扫一扫 听音频

黄帝曰：夫子言贼风邪气之伤人
也，令人病焉。今有其不离屏蔽^④，不出空
穴之中^⑤，卒然病者，非不离贼风邪气^⑥，
其故何也？

岐伯曰：此皆尝有所伤于湿气，藏
于血脉之中，分肉之间，久留而不去；若

---

①薄脉少血：脉细血少而见面色枯萎无泽。　②不石：即不实，俗语虚浮、虚胖。　③真邪相攻,乱
而相引：指正邪相争，气血紊乱，不能驱邪外出，反致引邪深入。真，指人体正气。　④屏蔽：即屏障,此
指防御风寒侵袭的设施,如住房、围墙等。　⑤空穴：别本作"室穴",指上古之人居往的洞穴。　⑥离:
避开。

yǒu suǒ duò zhuì　è xuè zài nèi ér bú qù
有所堕坠，恶血在内而不去①。卒然喜怒

bù jié　yǐn shí bú shì　hán wēn bù shí　còu lǐ bì ér
不节，饮食不适，寒温不时②，腠理闭而

bù tōng　qí kāi ér yù fēng hán　zé xuè qì níng jié　yǔ
不通③。其开而遇风寒④，则血气凝结，与

gù xié xiāng xí　zé wéi hán bì　qí yǒu rè zé hàn chū
故邪相袭⑤，则为寒痹。其有热则汗出，

hàn chū zé shòu fēng　suī bú yù zéi fēng xié qì　bì yǒu yīn
汗出则受风。虽不遇贼风邪气，必有因

jiā ér fā yān
加而发焉。

huáng dì yuē　qí zhù ér yǐ zhě　qí gù hé yě
黄帝曰：其祝而已者⑥，其故何也？

qí bó yuē　xiān wū zhě　yīn zhī bǎi bìng zhī shèng　xiān
岐伯曰：先巫者⑦，因知百病之胜，先

zhī qí bìng zhī suǒ cóng shēng zhě　kě zhù ér yǐ yě
知其病之所从生者，可祝而已也。

①恶血：停滞有害之血，即后世所谓瘀血。　②寒温不时：谓不能按时调节人体的寒温以适应环境的变化。　③闭：指腠理开阖失常。　④其开而：别本作"而适"，可从。　⑤故邪：即前述藏留体内不去的湿邪、恶血。相袭：相互结合而侵害人体。　⑥祝：即祝由，古代通过祝祷、解说患病原因治疗疾病的方法。　⑦巫：古代中原地区履行祭、祀、医、卜、算等职责的人员。

wǔ wèi lùn dì liù shí sān
五味论第六十三（节选）

扫一扫 听音频

wǔ wèi rù yú kǒu yě　gè yǒu suǒ zǒu　gè yǒu suǒ
五味入于口也，各有所走，各有所

bìng　suān zǒu jīn　duō shí zhī　lìng rén lóng　xián zǒu xuè
病。酸走筋，多食之，令人癃①；咸走血，

duō shí zhī　lìng rén kě　xīn zǒu qì　duō shí zhī　lìng rén dòng
多食之，令人渴；辛走气，多食之，令人洞

xīn　kǔ zǒu gǔ　duō shí zhī　lìng rén biàn ǒu　gān zǒu ròu
心②；苦走骨，多食之，令人变呕；甘走肉，

duō shí zhī　lìng rén mán xīn
多食之，令人悗心③。

wǔ yīn wǔ wèi dì liù shí wǔ
五音五味第六十五（节选）

扫一扫 听音频

huáng dì yuē　fù rén wú xū zhě　wú xuè qì hū
黄帝曰：妇人无须者，无血气乎？

qí bó yuē　chōng mài　rèn mài　jiē qǐ yú bāo zhōng
岐伯曰：冲脉、任脉，皆起于胞中，

shàng xún jí lǐ　wéi jīng luò zhī hǎi　qí fú ér wài zhě xún
上循脊里，为经络之海。其浮而外者，循

---

①癃：小便不利。　②洞心：心气内虚不足可出现心慌心悸。洞，空虚。　③悗心：心胸烦闷。

黄帝内经诵读本

fù shàng xíng huì yú yān hóu bié ér luò chún kǒu qì shèng
腹上行，会于咽喉，别而络唇口。气盛

zé chōng fū rè ròu xuè dú shèng zé dàn shèn pí fū shēng
则充肤热肉，血独盛则澹渗皮肤①，生

háo máo jīn fù rén zhī shēng yǒu yú yú qì bù zú yú
毫毛。今妇人之生，有余于气，不足于

xuè yǐ qí shuò tuō xuè yě chōng rèn zhī mài bù róng kǒu
血，以其数脱血也②，冲任之脉，不荣口

chún gù xū bù shēng yān
唇，故须不生焉。

huáng dì yuē shì rén yǒu shāng yú yīn yīn qì jué ér
黄帝曰：士人有伤于阴，阴气绝而

bù qǐ yīn bú yòng rán qí xū bú qù qí gù hé yě
不起，阴不用，然其须不去，其故何也？

huàn zhě dú qù hé yě yuàn wén qí gù
宦者独去，何也③？愿闻其故。

qí bó yuē huàn zhě qù qí zōng jīn shāng qí chōng
岐伯曰：宦者，去其宗筋④，伤其冲

mài xuè xiè bú fù pí fū nèi jié chún kǒu bù róng gù
脉，血写不复⑤，皮肤内结，唇口不荣，故

xū bù shēng
须不生。

huáng dì yuē qí yǒu tiān huàn zhě wèi cháng bèi shāng
黄帝曰：其有天宦者，未尝被伤，

---

①澹渗：别本作"渗灌"，可从。 ②数脱血：指女子每月按时排出经血。 ③宦者：阉人，太监。
④宗筋：此专指男性阴茎和睾丸。 ⑤写：通"泻"。

bù tuō yú xuè　rán qí xū bù shēng　qí gù hé yě
不 脱 于 血 , 然 其 须 不 生 , 其 故 何 也 ?

　　qí bó yuē　cǐ tiān zhī suǒ bù zú yě　qí rèn chōng
　　岐 伯 曰 : 此 天 之 所 不 足 也 , 其 任 冲

bú shèng　zōng jīn bù chéng　yǒu qì wú xuè　chún kǒu bù róng
不 盛 , 宗 筋 不 成 , 有 气 无 血 , 唇 口 不 荣 ,

gù xū bù shēng
故 须 不 生 。

bǎi bìng shǐ shēng dì liù shí liù
百 病 始 生 第 六 十 六 （节选）

扫一扫 听音频

　　huáng dì wèn yú qí bó yuē　fú bǎi bìng zhī shǐ shēng
　　黄 帝 问 于 岐 伯 曰 : 夫 百 病 之 始 生

yě　jiē shēng yú fēng yǔ hán shǔ　qīng shī xǐ nù①　xǐ
也 , 皆 生 于 风 雨 寒 暑 , 清 湿 喜 怒①。 喜

nù bù jié zé shāng zàng　fēng yǔ zé shāng shàng　qīng shī zé
怒 不 节 则 伤 脏 , 风 雨 则 伤 上 , 清 湿 则

shāng xià　sān bù zhī qì　suǒ shāng yì lèi②　yuàn wén
伤 下 。 三 部 之 气 , 所 伤 异 类②, 愿 闻

qí huì③
其 会③。

　　qí bó yuē　sān bù zhī qì gè bù tóng　huò qǐ yú yīn④
　　岐 伯 曰 : 三 部 之 气 各 不 同 , 或 起 于 阴④,

①清湿:水湿,指地之水湿邪气。清,古义指水。　②三部之气:即伤于肌表上部的风雨,伤于肌表下部的水湿,伤于五脏的喜怒之邪气。　③会:要领,要点。　④阴:里,体内。

或起于阳①，请言其方。喜怒不节则伤脏，脏伤则病起于阴也；清湿袭虚②，则病起于下；风雨袭虚，则病起于上，是谓三部。至其淫泆③，不可胜数。

黄帝曰：余固不能数，故问先师，愿卒闻其道。

岐伯曰：风雨寒热，不得虚④，邪不能独伤人。卒然逢疾风暴雨而不病者，盖无虚，故邪不能独伤人。此必因虚邪之风⑤，与其身形，两虚相得⑥，乃客其形。两实相逢⑦，众人肉坚。其中于虚邪也，

---

①阳：外，体表。　②袭虚：乘正气虚衰而入侵。　③淫泆：指病邪在人体内蔓延扩散。淫，浸淫。泆，通"溢"。　④不得虚：没有遇到正气虚的机体。　⑤虚邪之风：泛指各种致病的异常气候。　⑥两虚相得：正气虚弱之机体，又遇到虚邪之风。两虚，正气虚弱之机体，外界异常之气候的虚邪。　⑦两实：正气充实之机体与外界正常之气候，即所谓的实风。

yīn yú tiān shí　　yǔ qí shēn xíng　　cān yǐ xū shí　　dà bìng nǎi
因 于 天 时， 与 其 身 形， 参 以 虚 实， 大 病 乃

chéng　　　qì yǒu dìng shě　　yīn chù wéi míng　　　shàng xià zhōng wài
成 。 气 有 定 舍， 因 处 为 名①， 上 下 中 外，

fēn wèi sān yuán
分 为 三 员②。

yōu huì wú yán dì liù shí jiǔ
忧 恚 无 言 第 六 十 九 （节选）

扫一扫 听音频

huáng dì wèn yú shào shī yuē　　　rén zhī cù rán yōu huì
黄 帝 问 于 少 师 曰③： 人 之 卒 然 忧 恚④，

ér yán wú yīn zhě　　hé dào zhī sè　　hé qì bù xíng　　shǐ yīn
而 言 无 音 者， 何 道 之 塞， 何 气 不 行， 使 音

bù zhāng　　　yuàn wén qí fāng
不 彰？ 愿 闻 其 方。

shào shī dá yuē　　yān zhě　　shuǐ gǔ zhī dào yě　　　hóu lóng
少 师 答 曰： 咽 者， 水 谷 之 道 也。 喉 咙

zhě　　qì zhī suǒ yǐ shàng xià zhě yě　　　huì yàn zhě　　yīn shēng
者， 气 之 所 以 上 下 者 也。 会 厌 者⑤， 音 声

zhī hù yě　　　kǒu chún zhě　　yīn shēng zhī shàn yě　　　shé zhě
之 户 也。 口 唇 者， 音 声 之 扇 也。 舌 者，

①气有定舍，因处为名：谓邪气伤人有一定部位，疾病即根据其不同部位命名。气，此指邪气。舍，邪气伤害的部位。　　②上下中外，分为三员：上下属外为两员，加中之一员，共三员。三员，即前述三部。③少师：传说中与黄帝同一时期的名医之一。　　④忧恚：忧愁愤恨。　　⑤会厌：人体部位名称，位于舌部及舌骨之后。形如一树叶，柄在下，能张能收，呼吸语言时，会厌开启，饮食吞咽或呕吐时，则会厌关闭，以防异物入气道。

黄帝内经诵读本

音声之机也。悬雍垂者^①，音声之关者。颃颡者^②，分气之所泄也。横骨者^③，神气所使，主发舌者也。故人之鼻洞涕出不收者，颃颡不开，分气失也。是故厌小而薄，则发气疾，其开阖利，其出气易；其厌大而厚，则开阖难，其气出迟，故重言也^④。人卒然无音者，寒气客于厌，则厌不能发，发不能下至，其开阖不致，故无音。

---

①悬雍垂：人体部位名称，俗称"小舌"，在口腔中软腭后缘正中悬垂的小圆锥体，肌质结构，表面覆盖黏膜，平时稍向下垂，进食时随同软腭向上收缩，防止食物由口腔窜入鼻腔。　②颃颡：人体部位名称，位于鼻咽部，咽的上部与鼻腔相通的部分，是人体与外界进行气体交换的必经通路。　③横骨：人体部位名称，指舌骨，位于舌根部的小骨。　④重言：即口吃，指精神神志无障碍，言语不能畅达，说话字音重复或词句中断的表现。

xié kè dì qī shí yī
邪客第七十一（节选）

扫一扫 听音频

huáng dì wèn yú bó gāo yuē   yuàn wén rén zhī zhī jié
黄 帝 问 于 伯 高 曰 ：愿 闻 人 之 肢 节 ，

yǐ yìng tiān dì nài hé
以 应 天 地 奈 何 ？

bó gāo dá yuē   tiān yuán dì fāng   rén tóu yuán zú fāng yǐ
伯 高 答 曰 ：天 圆 地 方 ，人 头 圆 足 方 以

yìng zhī   tiān yǒu rì yuè   rén yǒu liǎng mù   dì yǒu jiǔ zhōu
应 之 。天 有 日 月 ，人 有 两 目 ；地 有 九 州 ，

rén yǒu jiǔ qiào   tiān yǒu fēng yǔ   rén yǒu xǐ nù   tiān yǒu léi
人 有 九 窍 ；天 有 风 雨 ，人 有 喜 怒 ；天 有 雷

diàn   rén yǒu yīn shēng   tiān yǒu sì shí   rén yǒu sì zhī   tiān
电 ，人 有 音 声 ；天 有 四 时 ，人 有 四 肢 ；天

yǒu wǔ yīn   rén yǒu wǔ zàng   tiān yǒu liù lǜ   rén yǒu liù
有 五 音 ，人 有 五 脏 ；天 有 六 律①，人 有 六

fǔ   tiān yǒu dōng xià   rén yǒu hán rè   tiān yǒu shí rì   rén
腑 ；天 有 冬 夏 ，人 有 寒 热 ；天 有 十 日 ，人

yǒu shǒu shí zhǐ   chén yǒu shí èr   rén yǒu zú shí zhǐ   jīng
有 手 十 指 ；辰 有 十 二 ，人 有 足 十 指 、茎 、

chuí yǐ yìng zhī   nǚ zǐ bù zú èr jié   yǐ bào rén xíng
垂 以 应 之②，女 子 不 足 二 节 ，以 抱 人 形③；

---

①**六律**：古代的六个音律，通指黄钟、太簇、姑洗、蕤宾、夷则、无射六阳律；大吕、夹钟、仲吕、林钟、南吕、应钟六阴律。　②**茎、垂**：茎，阴茎。垂，睾丸。　③**抱**：怀胎之义。

tiān yǒu yīn yáng　rén yǒu fū qī　suì yǒu sān bǎi liù shí wǔ
天有阴阳，人有夫妻；岁有三百六十五

rì　rén yǒu sān bǎi liù shí wǔ jié　dì yǒu gāo shān　rén
日，人有三百六十五节；地有高山，人

yǒu jiān xī　dì yǒu shēn gǔ　rén yǒu yè guó　dì yǒu
有肩膝；地有深谷，人有腋腘；地有

shí èr jīng shuǐ　rén yǒu shí èr jīng mài　dì yǒu quán mài
十二经水，人有十二经脉；地有泉脉，

rén yǒu wèi qì　dì yǒu cǎo mì　rén yǒu háo máo　tiān yǒu
人有卫气；地有草蓂①，人有毫毛；天有

zhòu yè　rén yǒu wò qǐ　tiān yǒu liè xīng　rén yǒu yá chǐ
昼夜，人有卧起；天有列星，人有牙齿；

tiān yǒu xiǎo shān　rén yǒu xiǎo jié　dì yǒu shān shí　rén yǒu
天有小山，人有小节；地有山石，人有

gāo gǔ　dì yǒu lín mù　rén yǒu mù jīn　dì yǒu jù
高骨；地有林木，人有募筋②；地有聚

yì　rén yǒu jùn ròu　suì yǒu shí èr yuè　rén yǒu shí èr
邑，人有䐃肉；岁有十二月，人有十二

jié　dì yǒu sì shí bù shēng cǎo　rén yǒu wú zǐ　cǐ
节③；地有四时不生草，人有无子。此

rén yǔ tiān dì xiāng yìng zhě yě
人与天地相应者也。

---

①蓂：古代传说中的瑞草。　②募筋：即"筋膜"，人体皮下肉上筋外的组织。　③节：此指四肢的大关节。

tōng tiān dì qī shí èr
通天第七十二（节选）

扫一扫 听音频

huáng dì wèn yú shào shī yuē　yú cháng wén rén yǒu yīn
黄帝问于少师曰：余尝闻人有阴

yáng　hé wèi yīn rén　hé wèi yáng rén
阳，何谓阴人，何谓阳人？

shào shī yuē　tiān dì zhī jiān　liù hé zhī nèi　bù lí
少师曰：天地之间，六合之内，不离

yú wǔ①　rén yì yìng zhī　fēi tú yì yīn yì yáng ér yǐ yě
于五①，人亦应之，非徒一阴一阳而已也。

ér lüè yán ěr　kǒu fú néng biàn míng yě
而略言耳，口弗能遍明也。

huáng dì yuē　yuàn lüè wén qí yì　yǒu xián rén shèng
黄帝曰：愿略闻其意，有贤人圣

rén　bì néng bèi ér xíng zhī hū②
人，心能备而行之乎②？

shào shī yuē　gài yǒu tài yīn zhī rén　shào yīn zhī rén
少师曰：盖有太阴之人，少阴之人，

tài yáng zhī rén　shào yáng zhī rén　yīn yáng hé píng zhī rén　fán
太阳之人，少阳之人，阴阳和平之人。凡

wǔ rén zhě　qí tài bù tóng　qí jīn gǔ qì xuè gè bù děng
五人者，其态不同，其筋骨气血各不等。

---

①五：五行。　②心："必"字之误。

huáng dì yuē　　qí bù děng zhě　　kě dé wén hū
黄帝曰：其不等者，可得闻乎？

shào shī yuē　　tài yīn zhī rén　　tān ér bù rén　　xià qí
少师曰：太阴之人，贪而不仁，下齐

zhàn zhàn①　　hǎo nà ér wù chū②　　xīn hé ér bù fā③　　bù wù
湛湛①，好内而恶出②，心和而不发③，不务

yú shí　　dòng ér hòu zhī④　　cǐ tài yīn zhī rén yě
于时，动而后之④，此太阴之人也。

shào yīn zhī rén　　xiǎo tān ér zéi xīn　　jiàn rén yǒu wáng
少阴之人，小贪而贼心，见人有亡，

cháng ruò yǒu dé　　hào shāng hào hài　　jiàn rén yǒu róng　　nǎi fǎn yùn
常若有得，好伤好害，见人有荣，乃反愠

nù　　xīn jí ér wú ēn⑤　　cǐ shào yīn zhī rén yě
怒，心疾而无恩⑤。此少阴之人也。

tài yáng zhī rén　　jū chǔ yú yú⑥　　hào yán dà shì　　wú
太阳之人，居处于于⑥，好言大事，无

néng ér xū shuō　　zhì fā yú sì yě　　jǔ cuò bú gù shì fēi
能而虚说，志发于四野，举措不顾是非，

wéi shì rú cháng zì yòng⑦　　shì suī bài ér cháng wú huǐ　　cǐ
为事如常自用⑦，事虽败而常无悔。此

tài yáng zhī rén yě
太阳之人也。

---

①下齐湛湛：形容外表态度谦恭，待人周到，但内藏险恶用心。下，谦恭，谦下。齐，整齐，完备。湛湛，深貌。　②内：同"纳"。　③心和而不发：喜悦的心情不外露。泛指喜怒不形于色。　④不务于时，动而后之：不识时务，喜欢后发制人。　⑤心疾而无恩：心怀嫉妒而忘恩负义。疾，别本作"嫉"，两字义通。　⑥于于：自得之貌。　⑦为事如常自用：指常常意气用事而自以为是。

少^{shào}阳^{yáng}之^{zhī}人^{rén}，谍^{shì}谛^{dì}好^{hào}自^{zì}贵^{guì}①，有^{yǒu}小^{xiǎo}小^{xiǎo}官^{guān}，则^{zé}高^{gāo}自^{zì}宜^{yí}，好^{hào}为^{wéi}外^{wài}交^{jiāo}而^{ér}不^{bú}内^{nèi}附^{fù}。此^{cǐ}少^{shào}阳^{yáng}之^{zhī}人^{rén}也^{yě}。

少阳之人，谍谛好自贵①，有小小官，则高自宜，好为外交而不内附。此少阳之人也。

阴阳和平之人，居处安静，无为惧惧，无为欣欣，婉然从物②，或与不争，与时变化，尊则谦谦，谭而不治③，是谓至治。

黄帝曰：夫五态之人者，相与毋故，卒然新会，未知其行也，何以别之？

少师答曰：众人之属，不如五态之人者，故五五二十五人，而五态之人不与焉。五态之人，尤不合于众者也。

灵枢　通天第七十二

黄帝内经诵读本

---

①谍谛：即反复审查研究。　②婉然从物：善于顺从和适应事物的发展变化规律。婉然，和顺貌。
③谭而不治：善于用说服的方法以德感人，而不是压服的方法统治他人。谭，同"谈"。

huáng dì yuē　　bié wǔ tài zhī rén nài hé
黄 帝 曰：别 五 态 之 人 奈 何？

shào shī yuē　　tài yīn zhī rén　　qí zhuàng dàn dàn rán hēi
少 师 曰：太 阴 之 人，其 状 黮 黮 然 黑

sè①　　niàn rán xià yì②　　lín lín rán cháng dà③　　guó rán wèi
色①，念 然 下 意②，临 临 然 长 大③，腘 然 未

lóu④　　cǐ tài yīn zhī rén yě
偻④。此 太 阴 之 人 也。

shào yīn zhī rén　　qí zhuàng qīng rán qiè rán⑤　　gù yǐ
少 阴 之 人，其 状 清 然 窃 然⑤，固 以

yīn zéi⑥　　lì ér zào xiǎn⑦　　xíng ér sì fú　　cǐ shào yīn zhī
阴 贼⑥，立 而 躁 崄⑦，行 而 似 伏。此 少 阴 之

rén yě
人 也。

tài yáng zhī rén　　qí zhuàng xuān xuān chǔ chǔ⑧　　fǎn shēn
太 阳 之 人，其 状 轩 轩 储 储⑧，反 身

zhé guó⑨　　cǐ tài yáng zhī rén yě
折 腘⑨。此 太 阳 之 人 也。

shào yáng zhī rén　　qí zhuàng lì zé hào yǎng　　xíng zé hào
少 阳 之 人，其 状 立 则 好 仰，行 则 好

yáo　　qí liǎng bì liǎng zhǒu zé cháng chū yú bèi　　cǐ shào yáng
摇，其 两 臂 两 肘 则 常 出 于 背。此 少 阳

---

①黮黮然：形容面色阴沉晦暗。　②念然下意：即表面谦虚恭顺。　③临临然：形容个子高大。
④腘然未偻：指假作卑躬屈膝的姿态，并非真有佝偻之疾患。　⑤清然窃然：言貌似乎很清高而行动鬼
祟。　⑥固以阴贼：难以改变阴险害人之贼心。　⑦立而躁崄：站立时躁动不安。崄，同"险"。　⑧轩
轩储储：高贵自尊，骄傲自满之状。　⑨反身折腘：仰腰挺腹，其腘似折，皆安自尊大之状。

zhī rén yě
之 人 也 。

yīn yáng hé píng zhī rén　　qí zhuàng wěi wěi rán　　　　suí
阴 阳 和 平 之 人 ， 其 状 委 委 然 ① ， 随

suí rán　　　　yóng yóng rán　　　　yú yú rán　　　　xuán xuán rán　　　dòu
随 然 ② ， 颙 颙 然 ③ ， 愉 愉 然 ④ ， 暶 暶 然 ⑤ ， 豆

dòu rán　　　　zhòng rén jiē yuē jūn zǐ　　　　cǐ yīn yáng hé píng zhī
豆 然 ⑥ ， 众 人 皆 曰 君 子 。 此 阴 阳 和 平 之

rén yě
人 也 。

岁露论第七十九（节选）

sùi lù lùn dì qī shí jiǔ
（上方拼音）suì lù lùn dì qī shí jiǔ

扫一扫 听音频

huáng dì yuē　　qí yǒu cù rán bào sǐ bào bìng zhě　　hé yě
黄 帝 曰 ： 其 有 卒 然 暴 死 暴 病 者 ， 何 也 ？

shào shī dá yuē　　dé sān xū zhě　　　　qí sǐ bào jí
少 师 答 曰 ： 得 三 虚 者 ⑦ ， 其 死 暴 疾

yě　　dé sān shí zhě　　　　xié bù néng shāng rén yě
也 ⑧ ； 得 三 实 者 ⑨ ， 邪 不 能 伤 人 也 。

huáng dì yuē　　yuàn wén sān xū
黄 帝 曰 ： 愿 闻 三 虚 。

---

①**委委然**：雍然自得的样子。　②**随随然**：顺从貌。　③**颙颙然**：仰慕貌，态度严正而又温和。
④**愉愉然**：和颜悦色貌。　⑤**暶暶然**：目光和善慈祥的样子。　⑥**豆豆然**：举止有度，处事有条不紊。
⑦**三虚**：即下文所言乘年之衰，逢月之空，失时之和。　⑧**其死暴疾**：指病人死亡突然。　⑨**三实**：即下
文所言逢年之盛,遇月之满,得时之和。

shào shī yuē　chéng nián zhī shuāi　féng yuè zhī kōng
少 师 曰 ： 乘 年 之 衰 ①， 逢 月 之 空 ②，

shī shí zhī hé　yīn wèi zéi fēng suǒ shāng　shì wèi sān xū
失 时 之 和 ③， 因 为 贼 风 所 伤 ， 是 谓 三 虚 。

gù lùn bù zhī sān xū　gōng fǎn wéi cū
故 论 不 知 三 虚 ， 工 反 为 粗 ④。

dì yuē　yuàn wén sān shí
帝 曰 ： 愿 闻 三 实 。

shào shī yuē　féng nián zhī shèng　yù yuè zhī mǎn　dé shí zhī
少 师 曰 ： 逢 年 之 盛 ， 遇 月 之 满 ， 得 时 之

hé　suī yǒu zéi fēng xié qì　bù néng wēi zhī yě　mìng yuē sān shí
和 ， 虽 有 贼 风 邪 气 ， 不 能 危 之 也 ， 命 曰 三 实 。

huáng dì yuē　shàn hū zāi lùn　míng hū zāi dào　qǐng
黄 帝 曰 ： 善 乎 哉 论 ！ 明 乎 哉 道 ！ 请

cáng zhī jīn kuì　rán cǐ yì fū zhī lùn yě
藏 之 金 匮 ， 然 此 一 夫 之 论 也 ⑤。

扫一扫 听音频

dà huò lùn dì bā shí
大 惑 论 第 八 十 （节选）

huáng dì wèn yú qí bó yuē　yú cháng shàng yú qīng líng
黄 帝 问 于 岐 伯 曰 ： 余 尝 上 于 清 泠

---

①乘年之衰：指当年的岁月不及。　②逢月之空：指月缺无光之时。　③失时之和：指四时气候之
反常。　④工：医术高超的医生。粗：与"工"相对，即医术差的医生。　⑤此一夫之论：意为是针对某
个人的发病情况而言。

之台^①，中阶而顾，匍匐而前^②，则惑^③。

余私异之，窃内怪之，独瞑独视^④，安心定

气，久而不解，独博独眩^⑤，披发长跪，俯

而视之，后久之不已也。卒然自止，何气

使然？

岐伯对曰：五脏六腑之精气，皆上

注于目而为之精^⑥。精之窠为眼^⑦，骨之

精为瞳子^⑧，筋之精为黑眼^⑨，血之精为

络其窠^⑩，气之精为白眼^⑪，肌肉之精为

约束^⑫。裹撷筋骨血气之精而与脉并为

系^⑬，上属于脑，后出于项中。故邪中

①清泠之台：形容楼台高耸。　②匍匐：以腹贴地前进。　③惑：眩晕迷惑状。　④瞑：闭眼。
⑤博：此处指睁眼。　⑥精：此指眼睛的视物作用。　⑦精之窠为眼：指五脏六腑之精气汇聚于目。窠，
窝穴，在此引申为汇聚。　⑧瞳子：瞳孔。　⑨黑眼：指瞳子外围的黑色部分。　⑩络：指目眦内血络。
⑪白眼：指眼球的白色部分。　⑫约束：指上下眼睑，具有约束眼睛开合的作用。　⑬裹撷：包裹网络
的意思。

于项，因逢其身之虚，其入深，则随眼系

以入于脑，入于脑则脑转，脑转则引目

系急，目系急则目眩以转矣。邪中其

精，其精所中不相比也，则精散，精散

则视歧①，视歧见两物。

目者，五脏六腑之精也，营卫魂魄

之所常营也②，神气之所生也。故神劳

则魂魄散，志意乱。是故瞳子黑眼法于

阴，白眼赤脉法于阳也③，故阴阳合传④，

而精明也。目者，心使也。心者，神之舍

也。故神精乱而不抟，卒然见非常处，

---

①视歧：病证名。系指视一物为二物的证候。　②营：寓居之意。　③瞳子黑眼法于阴，白眼赤脉法于阳：瞳子黑眼，为肝肾之精气所注，属阴；白眼赤脉为心肺之精气所注，属阳。法，取法之意。　④传：通"抟"，抟聚结合之意。精明：视觉因而产生。

精神魂魄，散不相得，故曰惑也。

黄帝曰：余疑其然。余每之东苑①，未曾不惑，去之则复，余唯独为东苑劳神乎？何其异也？

岐伯曰：不然也。心有所喜，神有所恶，卒然相感，则精气乱，视误，故惑，神移，乃复。是故间者为迷②，甚者为惑③。

---

①苑：养禽兽植树木的地方，后来多指帝王游乐打猎的地方。 ②间者：指病情轻浅。 ③甚者：指病情深重。